生命素粒子はいのちの泉

徳良悦子
Tokura Etsuko

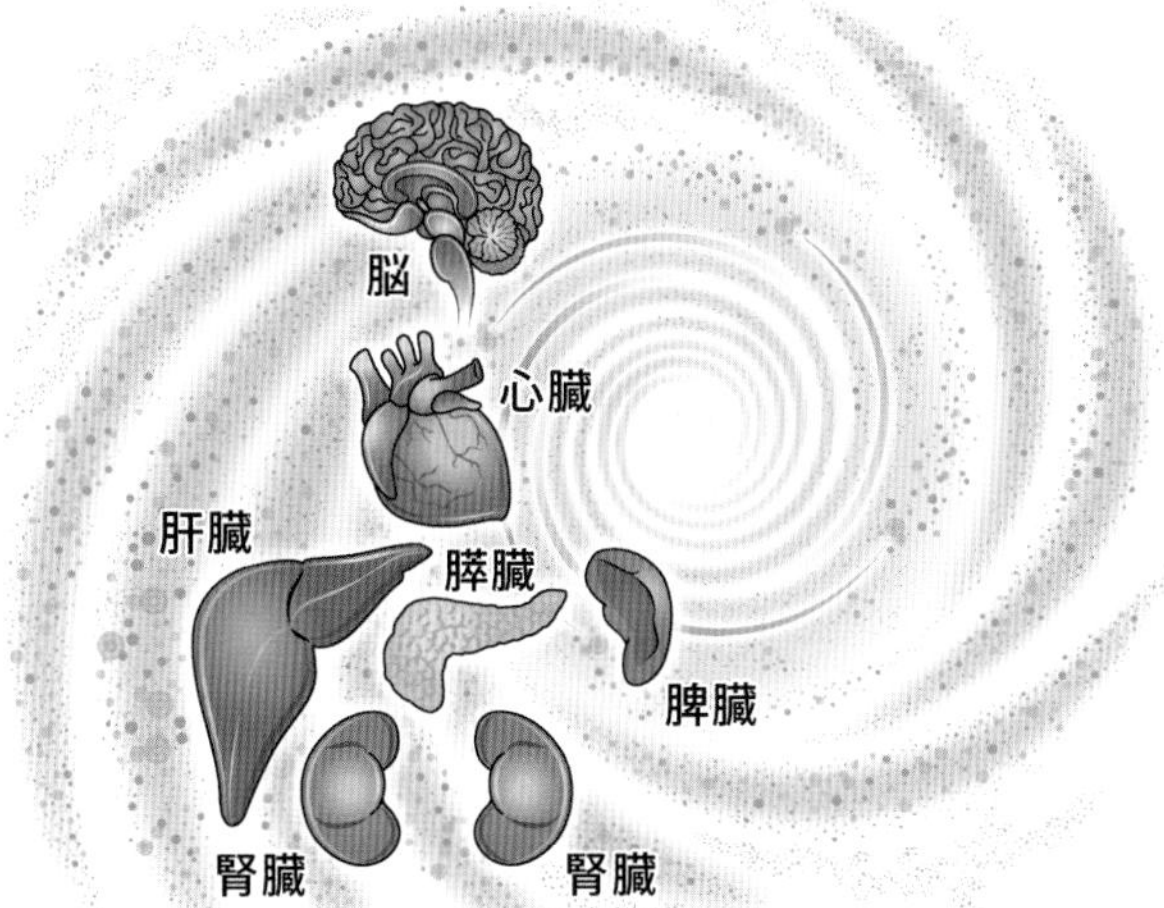

たま出版

目次

第1章

生命素粒子を身近に知る

苦痛の中で生命素粒子の存在を知る

人は喜びよりも、苦痛の中で生命素粒子の存在を知ることができます。

体の病気で苦しんでいる時。
心の病気で苦しんでいる時。
人との関係で苦しんでいる時。
生活の中で苦しんでいる時。
仕事で苦しんでいる時。
学業で苦しんでいる時。

なぜか身が縮み、やけに苦しい、この圧迫感・重圧感は何だろう？

体の中から何かが抜けて、抜けた分だけ体が縮むも、それが何なのか、わからない。

多くの人がわからない、わからないから、悩み苦しみという言葉で済ませているのが、今の現況です。

このように、体を形成している素粒子が抜けた時、人は誰でも言いようのない苦しみを感じるのです。

逆に、体が軽い、思う以上に動く、広がるように感じる体。
頭が軽い、何事もてきぱきとこなせる意識と行動。
人間関係も思う以上に円滑な関係が生まれる。
生活は順調、なぜか幸せという充実感。
仕事も順調、学業も思う以上に深まる知識。

何だかわからないけど、自分自身がやけに広がる、大きくなる感じ。

世の中の、自分が携わることすべてが広がる感じ。

言いようのない幸福感、これは何だろう。

それは、自身を形成している素粒子が体の中に充満してきている現象なのです。


この、体を形成している素粒子こそ、この世の命の源、生命素粒子のことなのです。

生命素粒子はこの世で生まれ、私達を形づくり、私達の死とともにこの世から消えていきます。

生命素粒子は、見ることも触れることもできないくらい小さな素粒子ですが、工夫をすれば自ら意図的に発生させることのできる、身近な素粒子なのです。

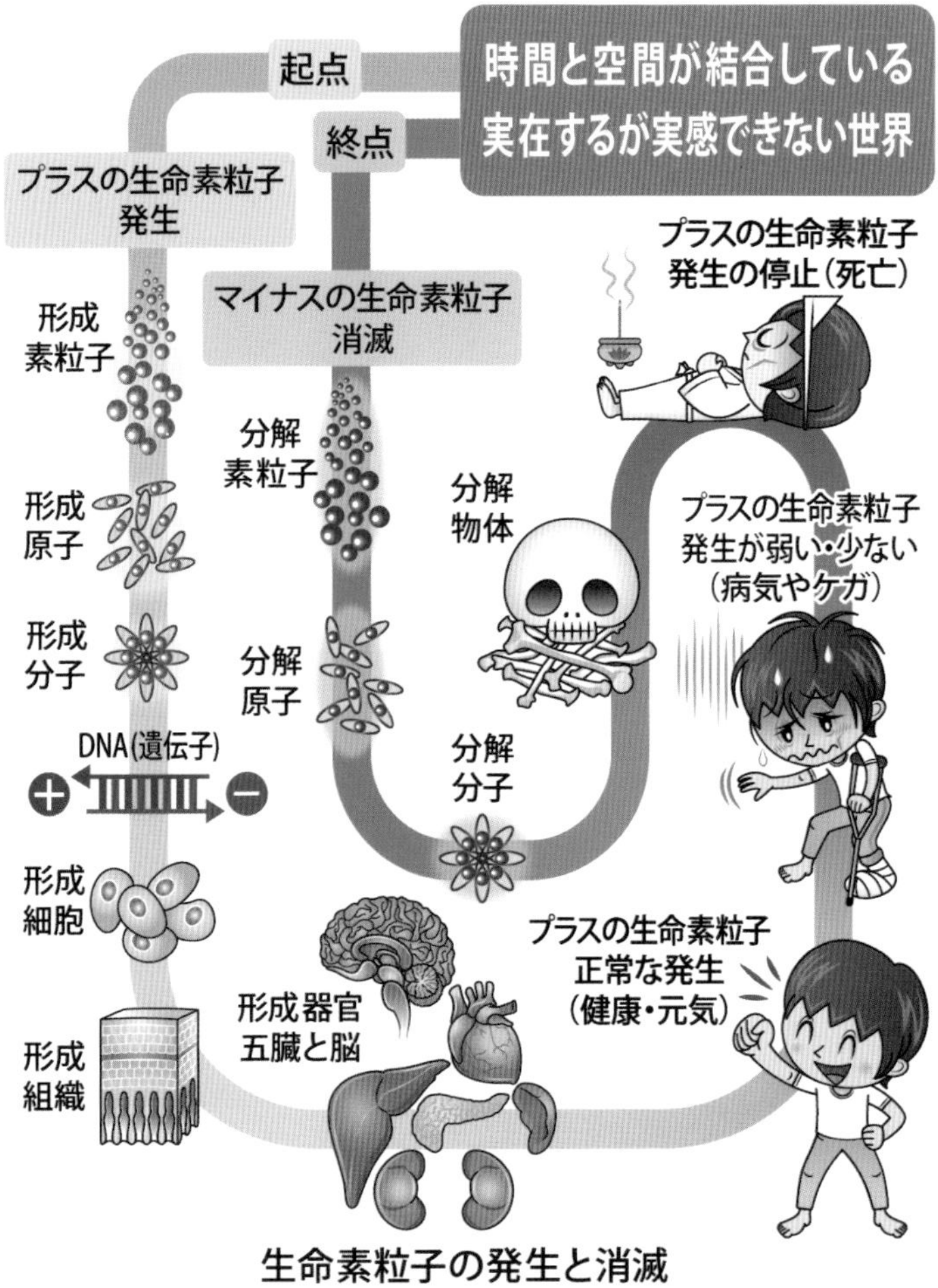

生命素粒子の発生と消滅
人の誕生・病気・死亡・消滅のチャート図

生命素粒子の正体

生命素粒子とは、見ることも触れることもできない、この世で最も小さく、この世で最も速く動いている活動存在です。

この世のすべての存在は、生命素粒子でできていますから、生命素粒子の本質を、どんな存在でも共通して持っています。

生命素粒子の正体は、時（活動）と、空（存在）が分離し、相対して動く時より発生します。

プラスの生命素粒子は、プラスの本質とマイナスの本質を合わせ持っていますが、プラスの本質だけを表現しています。

マイナスの生命素粒子は、マイナスの本質だけを持ち、マイナスの本質を表現しています。

実存するが実感できない世界を原理法則で表現し解説する

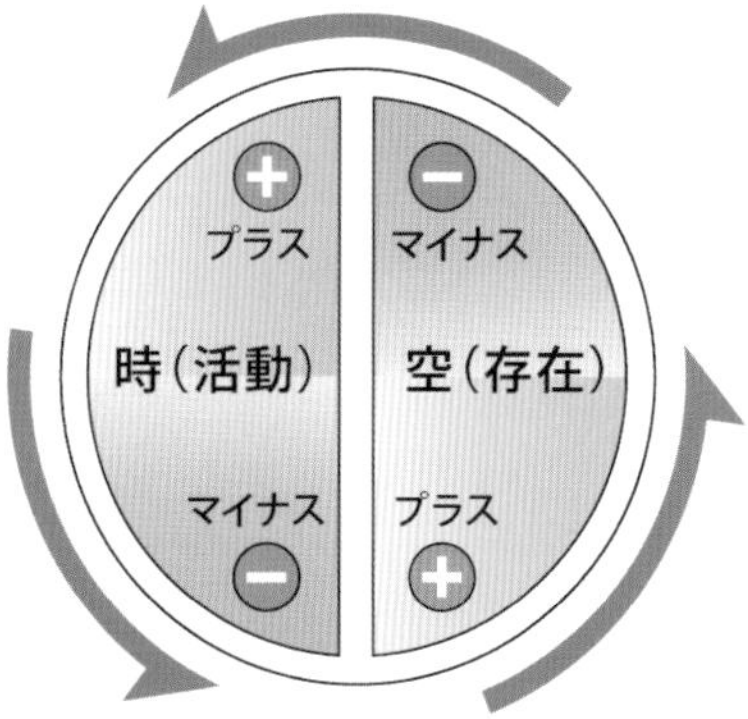

生命素粒子仕組みの基本図

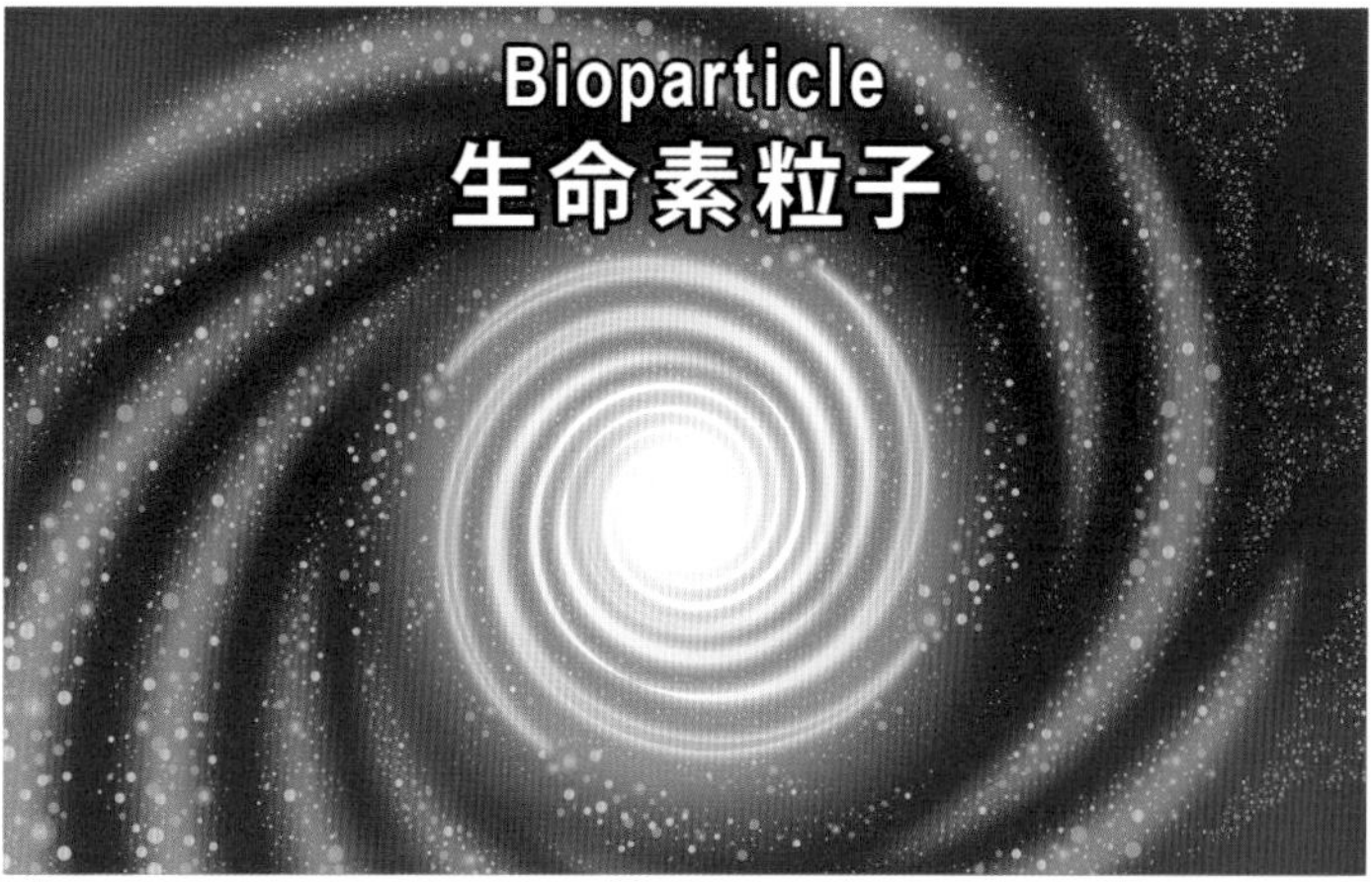

生命素粒子は、時（活動）の本質と、空（存在）の本質が分離した時、初めて、ファースト生命素粒子（プラスの生命素粒子）として発生します。ファースト生命素粒子が複合活動をくり返すことで、プラスの性質を持った形成素粒子が生まれます。

形成素粒子が複合活動をくり返すことで、形成原子が生まれます。形成原子が複合活動をくり返すことで、形成分子が生まれ、形成分子はＤＮＡを形成したり、細胞などを形成したりしていきます。

逆に、細胞などが分解作用をくり返すことにより、分解分子になり、さらに進み、分解原子となり、さらに進むと、分解素粒子へと変化していきます。

分解素粒子がさらに進むと、マイナスのラスト生命素粒子に変わります。

最終的に、マイナスの生命素粒子が解体され、時（活動）の本質と、空（存在）の本質が結合し、その存在はこの世から消えてなくなります。

この世のすべてのものは、時（活動）と、空（存在）の法則で生まれ、成り立っているのです。

生命素粒子で形成されている私達人間が生きて活動するためには、絶えず生命素粒子を必要とします。

私達の体内から生まれ出る生命素粒子が弱くなると、少なくなると、体も心も病気になり、ケガをし、何をやってもうまくいきません。

私達の体内に存在している生命素粒子が涸《か》れると、私達は死にます。

私達の体内から発生している生命素粒子が止まると、私達は死にます。

生命素粒子が体内から活発に発生している人は、体は常に健康で、意識も健全な人で、何をやってもうまくいく人なのです。

生命素粒子と肝臓の関係

この世に人が生まれる。

生命素粒子の意志により、最初に肝臓が生まれ、肝臓が分裂し、脳が生まれる。

さらに肝臓が分裂し、心臓・脾臓・膵臓・腎臓などの主要臓器が生まれる。

主要臓器が整ったところから、脳と五臓に付随する他の臓器が生まれ、体のすべてが整い、人が形成されるのです。

人を含むこの世のすべてを作り、支配し、管理している生命素粒子は、肝臓を通じ、その人を支配・管理しています。

肝臓は、生命素粒子の情報を得て、約37兆個の全身の細胞を管理支配しています。

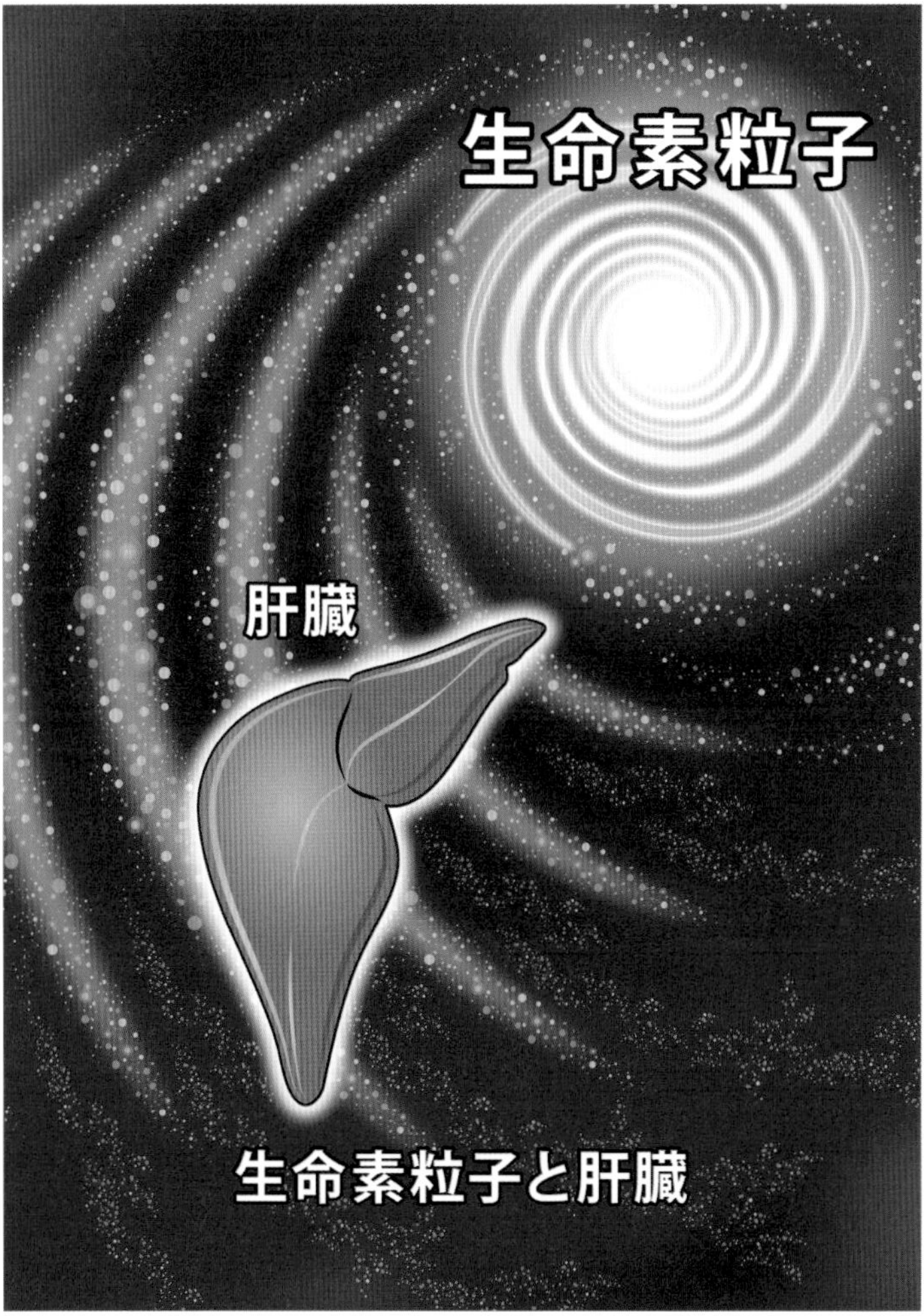
生命素粒子
肝臓
生命素粒子と肝臓

体の一部が不具合を起こすと、不具合の情報は肝臓を通じて生命素粒子に伝達されます。

生命素粒子は伝達された情報を受け、その不具合を生じている細胞が蘇生・復活するための情報を肝臓に送ります。

情報を受けた肝臓は、その情報をもとに、不具合を生じた細胞が蘇生・復活するための働きを起こし始めるのです。

生命素粒子と肝臓の関係は、切っても切り離すことのできない関係です。人の生存能力・人の運命・人の生き死になどもすべて、生命素粒子と肝臓が支配しているのです。

生命素粒子の存在なくして、その人の存在はありません。

肝臓という臓器の存在なくして、その人の存在はありません。

今日この時より、肝臓を強く意識してみてください。

今日この時より、肝臓の内にある生命素粒子を強く意識してください。

体の不具合は、改善に向かいます。

心の不具合も、改善に向かいます。

スマホ・パソコンなどのＩＴ機器から受けた電磁波も軽減します。

このように、自分自身の体で体感すると、生命素粒子の存在と肝臓との関係がより強くわかるようになります。

人は、生命素粒子の情報を脳で認知することはできませんが、肝臓は、生命素粒子の情報をすべて受感し、認知することができます。

一度思考を止めて、自身の状況を冷静に見ると、自身のなすべきことが見えてきます。

そして、その時の状況に合った行動を起こすと、必ず、自身に合った最適な状況と能力が手に入ります。

肝臓から分離発生する、脳・心臓・脾臓・膵臓・腎臓
脳と五臓（肝臓・心臓・脾臓・膵臓・腎臓）の能力の違い

人は、生命素粒子の意志により、この世に肝臓から誕生します。

肝臓から分離し脳が生まれ、脳は五つの感覚器官である、目（視覚）、耳（聴覚）、鼻（嗅覚）、舌（味覚）、皮膚（触覚）を中心とする頭部全体を形成していきます。

肝臓は、脳を分離・誕生させた後、首から下の主要臓器と器官である、心臓・脾臓・膵臓・腎臓・肺・気管支・食道・胃・小腸・大腸・手足などを形成します。

肝臓を中心に、脳と五臓が人体のすべてを統括しているのです。

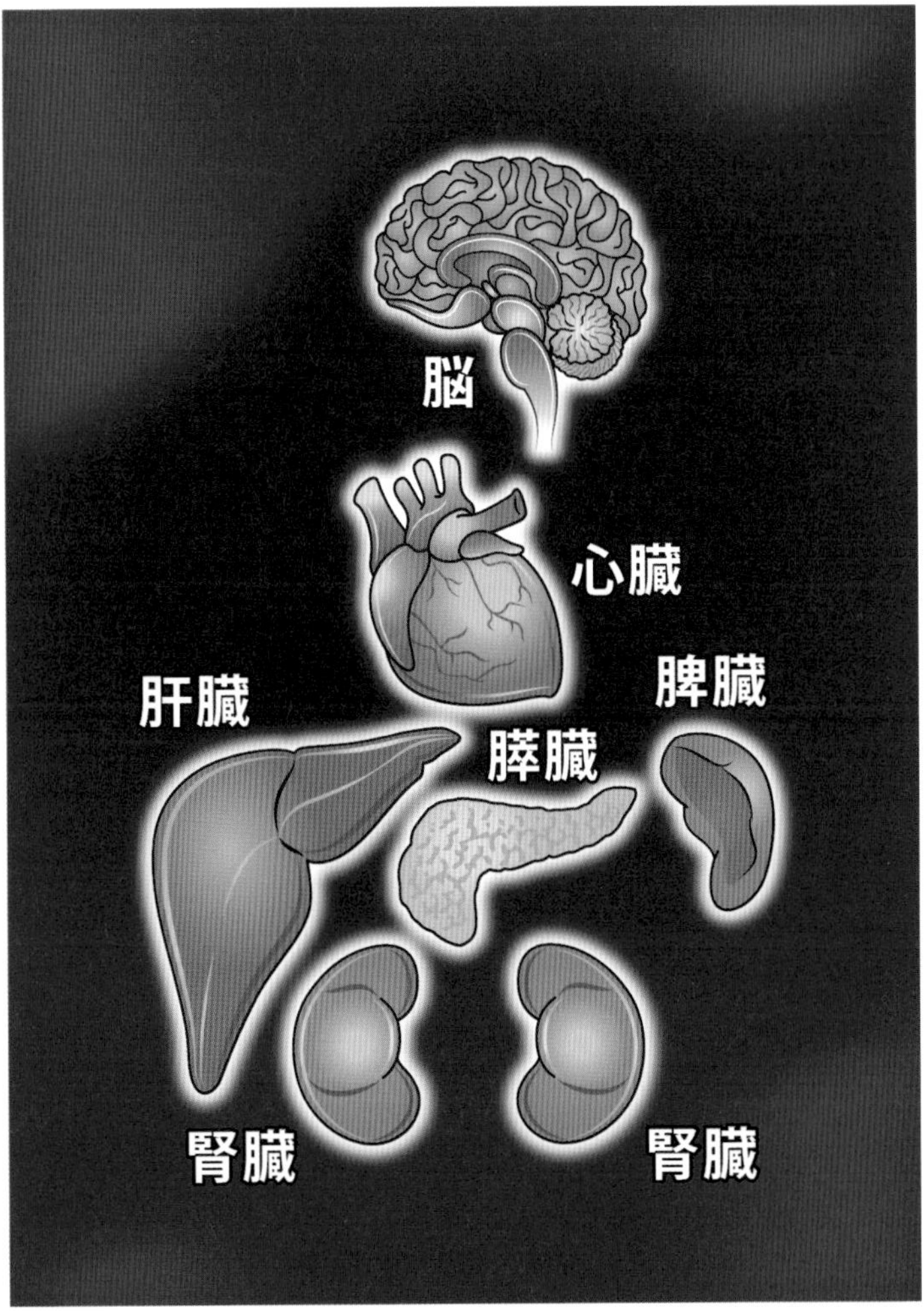
脳
心臓
肝臓
脾臓
膵臓
腎臓
腎臓

脳と五臓（肝臓・心臓・脾臓・膵臓・腎臓）だけは、複合連鎖する神経細胞を持っています。

他はすべて、単純連動する神経細胞と、複合連動する神経細胞の、二つの神経細胞で動いています。

なぜ脳と五臓だけが複合連鎖する神経細胞を持っているのかというと、肝臓を中心として、脳・心臓・脾臓・膵臓・腎臓の各臓器が連携することで、人体のすべてを統括・管理・維持するという重要な働きを担っているからなのです。

体全体を維持するためには、生存能力が必要不可欠です。

生存能力とは、新旧の細胞の入れ換えを行う新陳代謝（メタボリズム）や、異状破壊細胞を正常細胞に入れ換える自己治癒力、バイ菌・ウイルス・ガン細胞・不要な成分などを分解排出する自己免疫力、自身が生きるために必要不可欠な運行プログラムなどのことを指します。

このように複雑な生存能力を生み出すためには、様々な情報を複合連鎖させることで、適切な新しい情報を作り出し、その情報をもとに次から次へと必要成分を生み出すことができる、複合連鎖する神経の形態が必要なのです。

五臓の複合連鎖神経細胞は、とても小さく数が多い生命素粒子の情報を肝臓だけに受け取らせ、その情報を脳・心臓・脾臓・膵臓・腎臓を含む、約37兆個の全身の細胞に伝達します。

また、脳と五臓を連携させ、生きるために必要な様々な成分を生み出したり、いらないものを排出したりするなどの、とても緻密《ちみつ》で繊細な働きと作用を起こさせますから、情報量は非常に多く大きく、出力は極端に弱く小さい情報ネットワークを形成しています。

逆に、脳の複合連鎖神経細胞は、外部からの強い情報と、体内からの強い情報を受け止めたり、複合連鎖の働きで、大きな出力のある新しいネットワークを形成したりしますが、その出力は非常に大きく強く、そのため、情報量は極端に少なく小さいのです。

脳の複合連鎖神経細胞は、細胞単位では肝臓からの情報を受け止めますが、複合連鎖のネットワークとしては受け止めることができないので、感覚意識として認識することができません。

逆に、脳が意識・思考して発生させた情報を、五臓が形成している複合連鎖の神経細胞は受け止めることができませんが、その情報を脳幹で細かく分離し出力を弱くした情報は、素粒子単位で肝臓が受け止めます。

実存するが実感できない世界を原理法則で表現し解説する

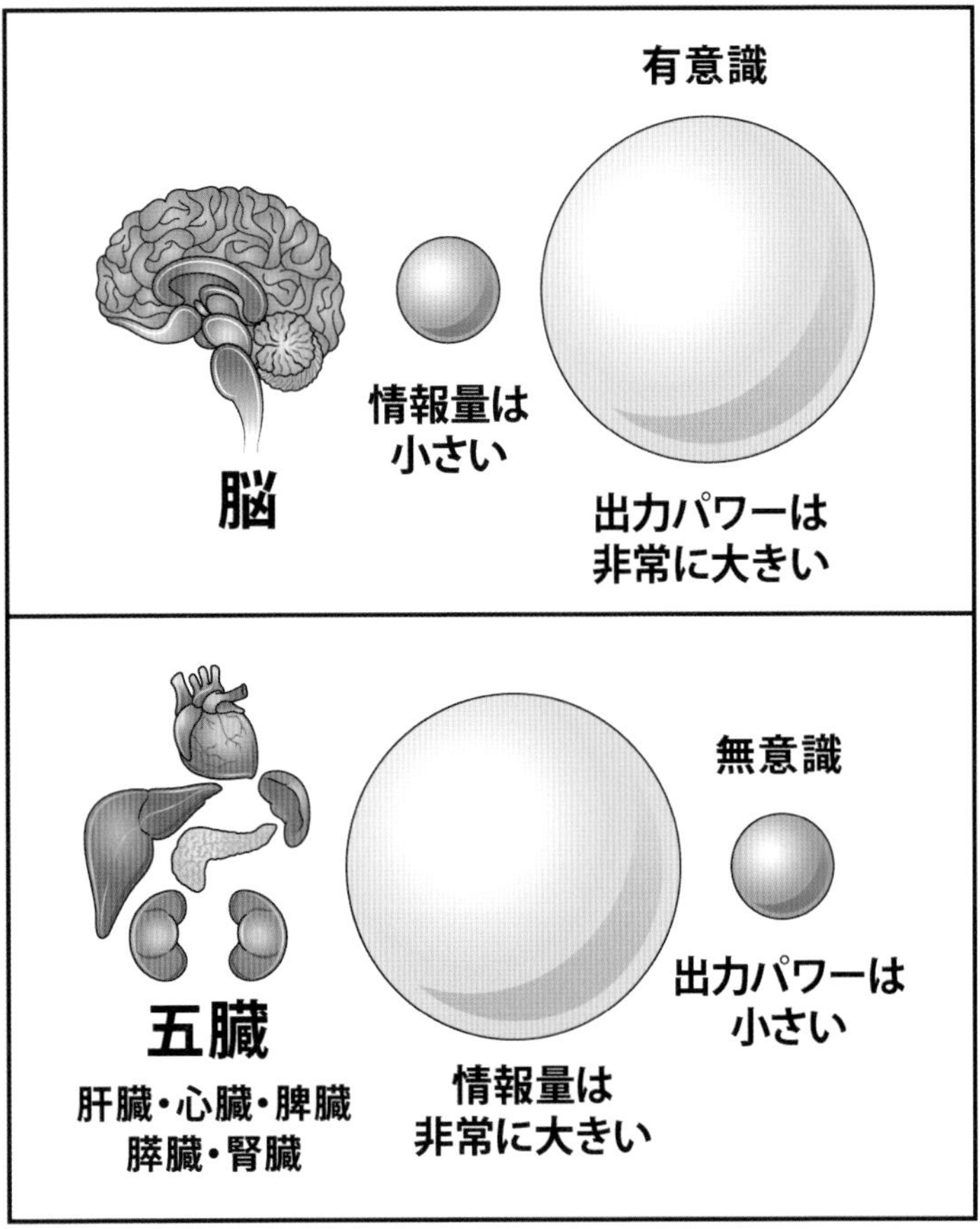

生命素粒子・五臓・脳が生み出す自己治癒力と自己免疫力

生命素粒子が生まれて、消えて、消えて。
消えて、生まれる。

生命素粒子の発生と消滅が、このように正しいサイクルで人の体内で行われている時は、病気やケガ・ウイルスやバイ菌などで侵された異状な箇所は、すぐにもとの元気な状態に快復します。

人は誰でもが、生存能力（古い細胞を新しい細胞に入れ換える新陳代謝、病気やケガなどで破壊された異状細胞を正常な細胞に入れ換える自己治癒、ガン・ウイルス・バイ菌等を撃退し体外に排出する自己免疫、老廃物やいらない成分を体外に排出する自己免疫）を備え持っていますが、生命素粒子の発生が弱くなると正常な生存能力を発揮することができなくなります。

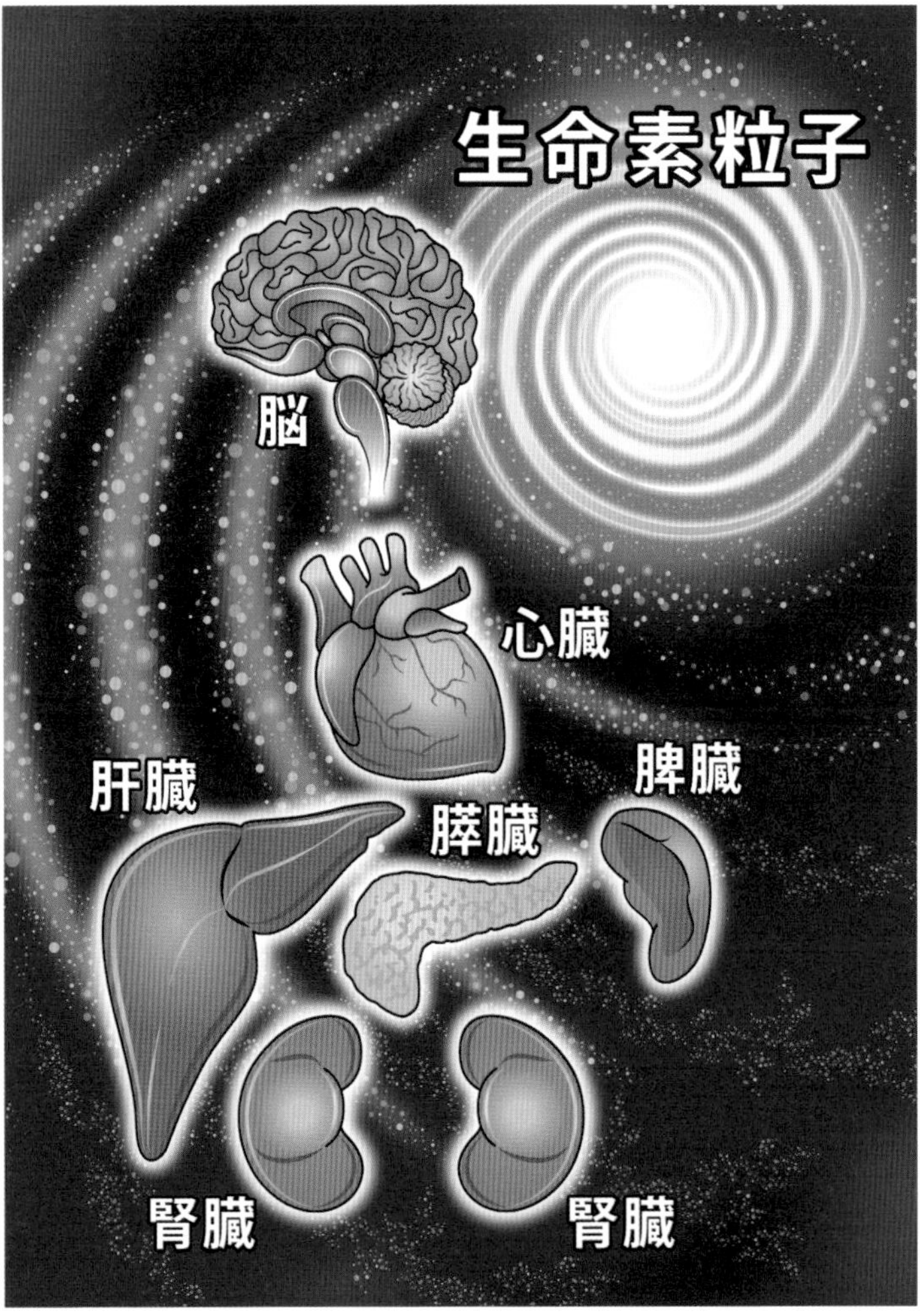
生命素粒子
脳
心臓
肝臓
膵臓
脾臓
腎臓
腎臓

人は本来、不足した生命素粒子を補充するために、自発的に細胞が静かに活動し、生命素粒子を補います。

しかし、何らかの理由でこの活動が起きず、薬やサプリメントなど本来人が持つ生存能力以外のもので細胞を必要以上に活動させると、活動中に生命素粒子はたくさん発生しますが、すぐに消えてしまうのです。

活発に活動した細胞は新陳代謝が起きず、破壊し凝固してしまいます。

肝臓・脳・心臓・脾臓・膵臓・腎臓など、主要臓器が正しく連携し働きを起こし始めれば、生存能力はもとの状態に復活していきます。

逆に、肝臓・脳・心臓・脾臓・膵臓・腎臓などが不調であったり、連携がうまくいかなかったりすると、生存能力は発揮できず、反対に破壊の死滅能力に変わり、体の弱ったところから大きく壊し始め、バイ菌やウイルスなども必要以上に取り込んでしまうのです。

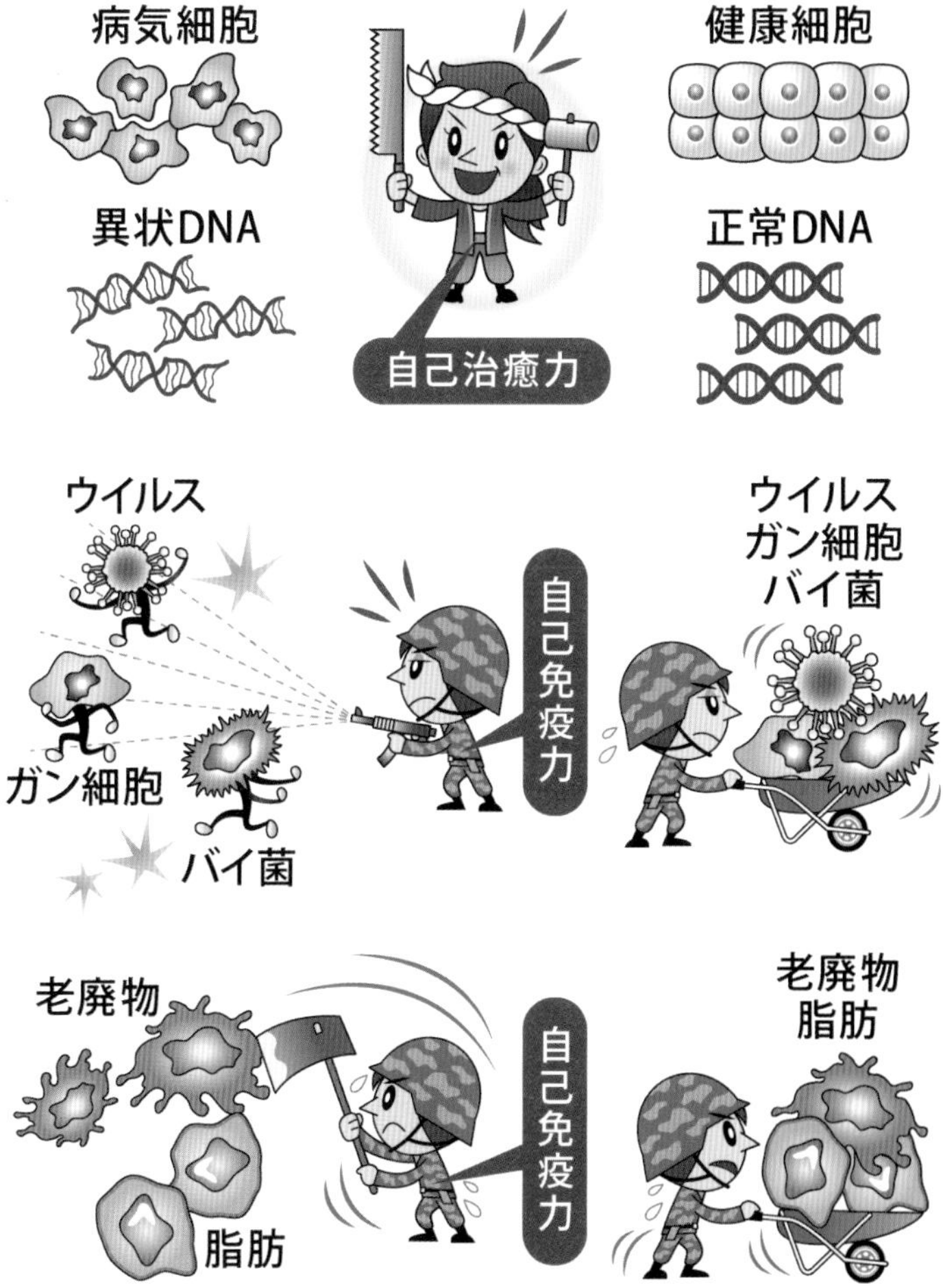

病気細胞
異状DNA
自己治癒力
健康細胞
正常DNA
ウイルス
ガン細胞
バイ菌
自己免疫力
ウイルス
ガン細胞
バイ菌
老廃物
脂肪
自己免疫力
老廃物
脂肪

生体電気

生体電気は、体内の活動している細胞の働きから発生します。

発生した生体電気は、約37兆個の細胞を動かすという重要な役割を果たします。


膵臓が出す活動成分と、肺機能から取り入れた酸素を、生体電気のプラスとマイナスをショートさせ、爆発燃焼を起こすことで細胞を動かします。

この時出る熱は体温として、また、酸素は二酸化炭素になり、肺機能を通じて外に排泄します。

生体電気の働きで発生した炭素成分は、血中に混じり、排出臓器を通じて外に出ますが、うまく排出できないと体内に残り体を壊します。

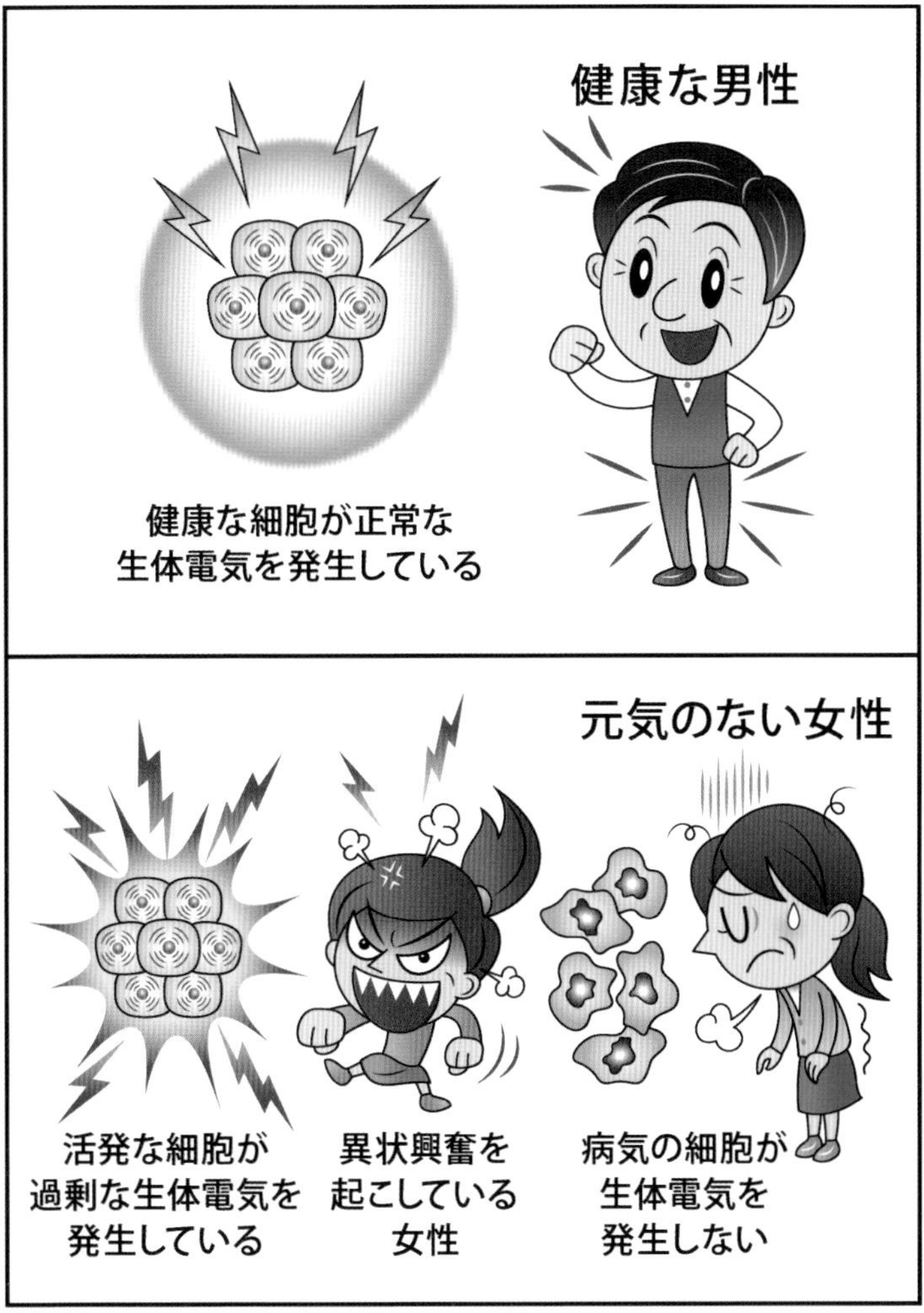
健康な男性
健康な細胞が正常な
生体電気を発生している
元気のない女性
活発な細胞が
過剰な生体電気を
発生している
異状興奮を
起こしている
女性
病気の細胞が
生体電気を
発生しない

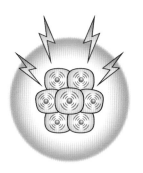

生体電気は、体のあらゆるところから得る情報を電気信号に変え、神経という電気配線を通じて情報細胞に送り、情報細胞の原子を変形させることで記録していきます。

必要に応じて、記録細胞から神経を通じ、必要な細胞に情報を送る役目もします。

記録細胞が形を変えなかったり、形が変わってもすぐに元に戻ったりする現象を、もの忘れや記憶力がないと言います。

情報伝達のための生体電気が弱かったり、逆に強すぎたりしても、記録細胞が対応できず、うまく記憶ができません。

健康な細胞は、正常な出力と容量を持った、正常な生体電気を発生させます。

体の機能が正常に働き、作用する訳ですから、思考機能も安定し、体の機能も安定し、とても元気な状態で過ごせます。

生体電気を必要以上の出力と容量で発生させると、さらに必要以上に細胞を激しく動かし、興奮したり、疲れたり、イライラしたりする原因になります。

逆に、生体電気の発生が弱かったり止まったりすると、人は思うように動けず、病気になります。

人が外からの電気の影響を強く受けるのは、体そのものが精密な電気機械であるからなのです。

ＤＮＡ（遺伝子・情報基盤帯）

ＤＮＡ（遺伝子・情報基盤帯）とは、細胞を形成する時の設計図であり、細胞が細胞本来の働きと作用をするための指示書であり、細胞群が統括した働きと作用をするための指示書であり、体全体・約37兆個の細胞の統括命令書でもあります。

その情報はすべて、肝臓機能に統括され、収められています。

生存能力が強く、生命素粒子を力強くたくさん発生できる時は、ＤＮＡにも、発展進化するための情報が組み込まれます。

生存能力が普通であり、普通の力で生命素粒子を出す時は、現状維持をするための情報がＤＮＡに組み込まれます。

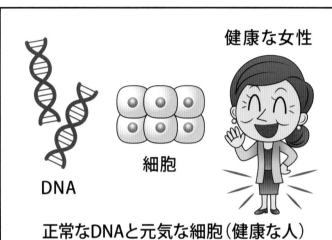

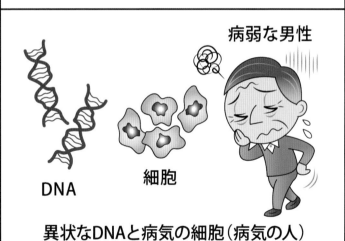

正常なDNAと元気な細胞（健康な人）

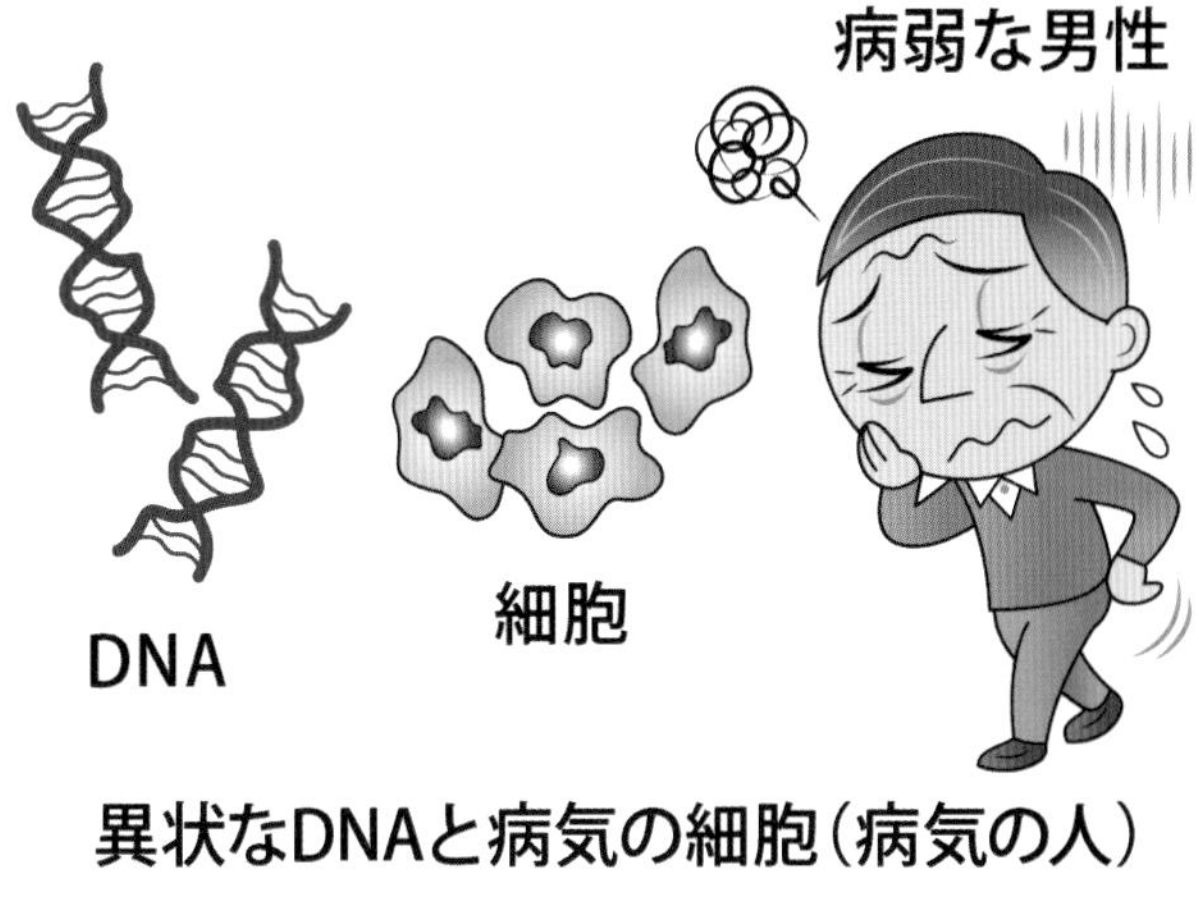

異状なDNAと病気の細胞（病気の人）

生存能力が低く、生命素粒子を弱く発生することしかできない場合は、DNAには、衰退・退化する方向の情報が組み込まれます。

生存能力とは、生命素粒子の発生能力のことを指します。

DNAが正常に働けば、元気な細胞を形成し、健康で活発な、活力に満ちた人を形成します。

DNAが何らかの衝撃を受け、異状DNAに転化した時、細胞の形態も崩れ、病気細胞になります。

病気細胞が多ければ多い程、体のあちらこちらに病気を発病し、弱り、痛々しい人を形成します。

ＤＮＡを常に正常にし、元気な細胞を常に維持するためには、自身の生存能力を高めるか、本書で紹介する生命素粒子自己療法を行い、生命素粒子をたくさん発生させることを促さなくてはなりません。

生存能力が高まりますから、病気やケガの人は、率先して、毎日欠かさず2回以上は行い、くり返しましょう。

自身の病気やケガが快復するにつれ、今までと違った活力に満ちた動きが出てきますから、自分でもよく自覚できると思います。

人工的に作られたＤＮＡや細胞を体内に入れることは、情報がまるで違いますから、ガン細胞を移植することより怖いことです。

第2章

生命素粒子自己療法

生命素粒子自己療法を始める前の準備

1、行う空間は、２メートル四方の広さをとってください（畳２枚分）。

2、椅子は、固めの、安定感のあるものを使用してください。

3、室内の電化製品の電源を切り、コンセントもなるべく抜いてください。

4、照明の真下で行うのは避けてください。

5、カーテンを閉め、外からの光が入らないようにしてください。

6、身に付けるものは、服以外、すべて外してください。

7、静電気防止のため、化学繊維の服はなるべく避けてください。

8、音楽・香料は、一切使わないでください。

準備ができたら、生命素粒子自己療法を始めます。

生命素粒子自己療法の手順に従い、正確に行ってください。

生命素粒子自己療法は、男女・年齢を問いません。

病気の人も、ケガの人も、元気な人も、誰でも、生命素粒子自己療法を行うと、生存能力を高めることができます。

自身の五臓の位置を確認しよう

自分の五臓の位置を確認するには、背中から、肩甲骨と背骨の位置を目安に、五臓の位置を把握するのが一番良い方法だと思います。

両肩を上下に動かし、背中の肩甲骨の位置をまず確認してください。

肝臓は、右肩甲骨の中ほどから肩甲骨の下5センチくらいの縦の長さで、横の幅は、背骨を過ぎたところまであります。

心臓は、左右の肩甲骨の上から下の幅で背骨の中心に位置しています。

脾臓は、左肩甲骨の中ほどから下くらいのところに位置しています。

膵臓は、左右の肩甲骨の下の部分に細長く位置しています。

腎臓は、膵臓の下に少し重なるように、背骨を中心とした左右にあります。

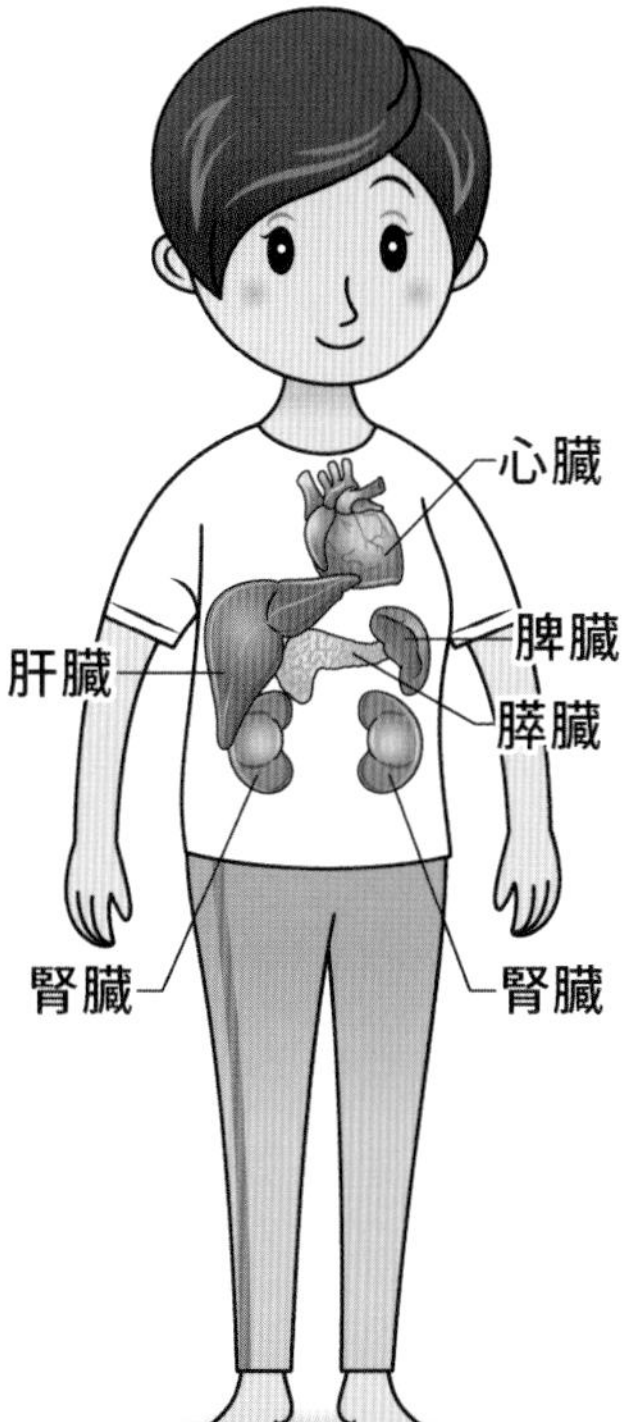

正常な五臓
（イメージイラスト）

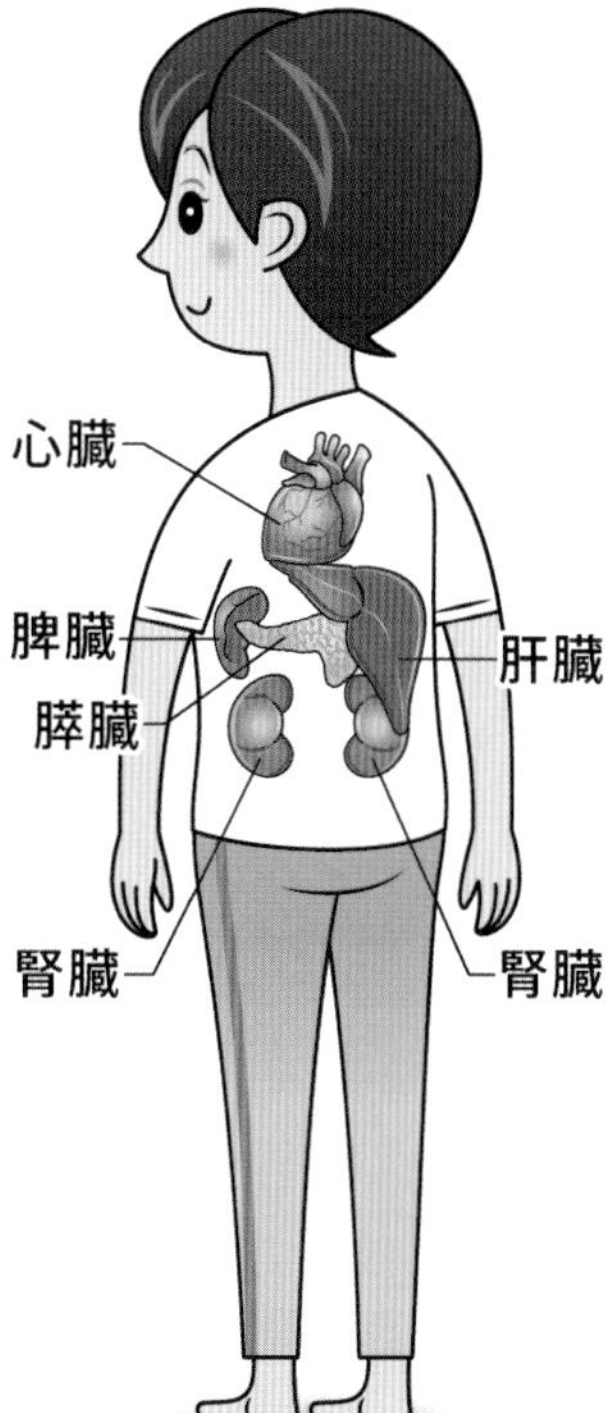

正常な五臓
（イメージイラスト）

手順1は、最も大切な生命素粒子自己療法の内容です。手順1ができない人は、手順1ができるまで手順1をくり返し行います。

ガンや様々な病気を患っている人、ウイルスやバイ菌が原因で病気を患っている人、心の病を患っている人、ケガをよくする人、スマホやパソコン・インターネットの電磁波を受け体調を大きく壊している人、その他、諸々の原因で体や心を壊している人は、体が固く、内臓も固く収縮し変形してしまっているのです。

まずは手順1を正確に行い、固く収縮している五つの臓器（肝臓・心臓・脾臓・膵臓・腎臓）と、脳と脳幹をやわらかくし、正常な形に戻し、生命素粒子の発生が正常に行われるようにします。

五つの臓器と脳と脳幹をやわらかくし、正常な形に戻すと、他の臓器や器官もやわらかくなり、正常な形と位置に戻ります。

それに伴い、体全体がやわらかくなり、生存能力も高まり、生命素粒子が順調に生まれて消えて、消えて生まれてくるサイクルを正常に行うようになります。

こうなると、手足の痛みやしびれ、肩や腰の痛みやしびれなどもとれます。

手順1は、背筋を伸ばして、正座で行います。

まず、右手で右胸少し下に手を当て、その中の肝臓の存在を意識します。さらに、意識した肝臓に生命素粒子が充満してくることを強く意識します。

肝臓と生命素粒子の存在を意識し続けながら、右手をももの上に戻し、背筋を伸ばして、体の力を抜き、イラストのように正座で行います。

ひざとひざの間・足首と足首の間はこぶし二つ分くらいあけてください。

足先はまっすぐ後方に伸ばし、両足のかかとに上半身の体重がすべてかかるようにします。


まず、手の平を上下に大きくブラブラ2分くらい、左右に大きくブラブラを2分くらい、最後に手の平を大きく広げて外側に・内側に大きく回すことを2分くらい行い、手首をゆるめます。

首は、左回りに2分くらい軽く回します。

お腹は、フラフープをするように左回りにゆっくり大きく、2分くらい回します。

首とお腹を、同時に左回りに大きく2分くらい回します。

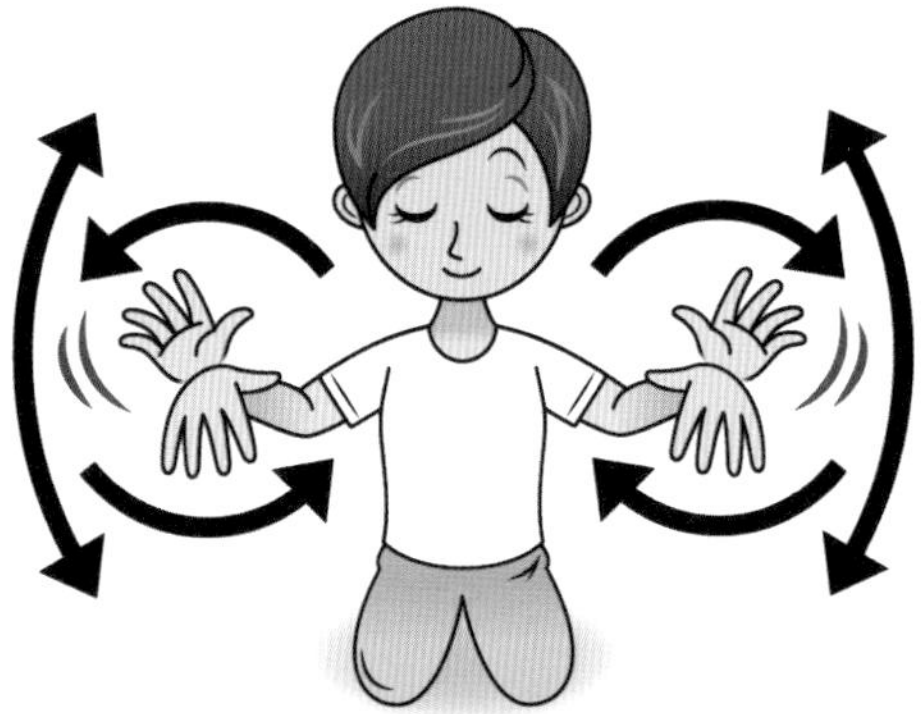

手の平を上下・左右にブラブラ振る。
次に10本の指を大きく広げた状態で手首回し。

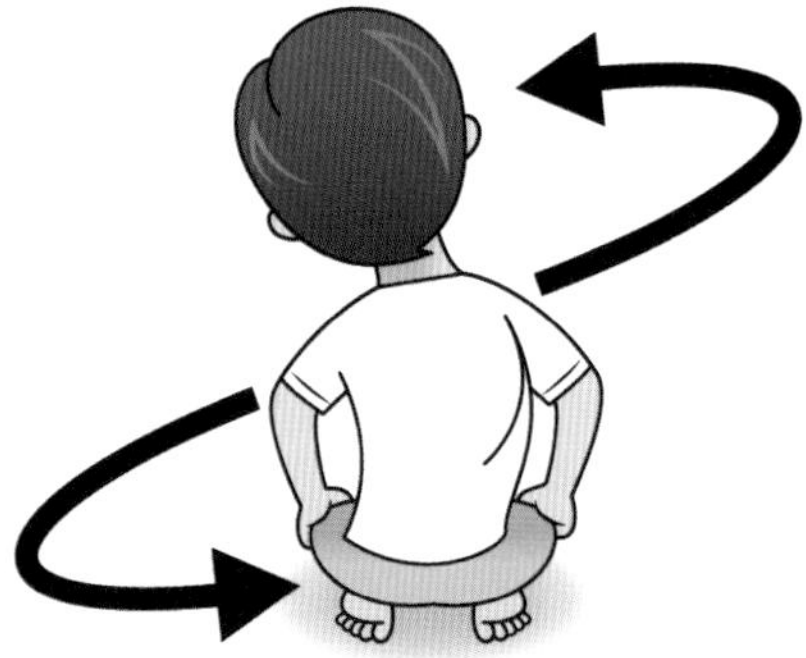

左首回しと左お腹回しを同時に行う。
足首は、こぶし2つ分くらい空け、足先はまっすぐ伸ばす。

手順2

背筋を伸ばして、余分な力は抜き、正座で行います。

頭を後ろに大きく倒し、首と胸の前面を伸ばします。

10本の指をまっすぐに伸ばし、両腕を左右に大きく広げて胸を突き出し、その姿勢で、口を大きく開けたり閉じたりをくり返します。

この動作は1分くらい行い、元の姿勢に戻したら1分休息します。

これを2回行います。

体の調子が悪い人は、初めは苦しく辛いと思いますが、途中で休息しながら行ってください。

脳と脳幹・肝臓を含む五つの臓器・他の付随した臓器をゆるめ、正常な状態に戻す効果が大きく得られます。

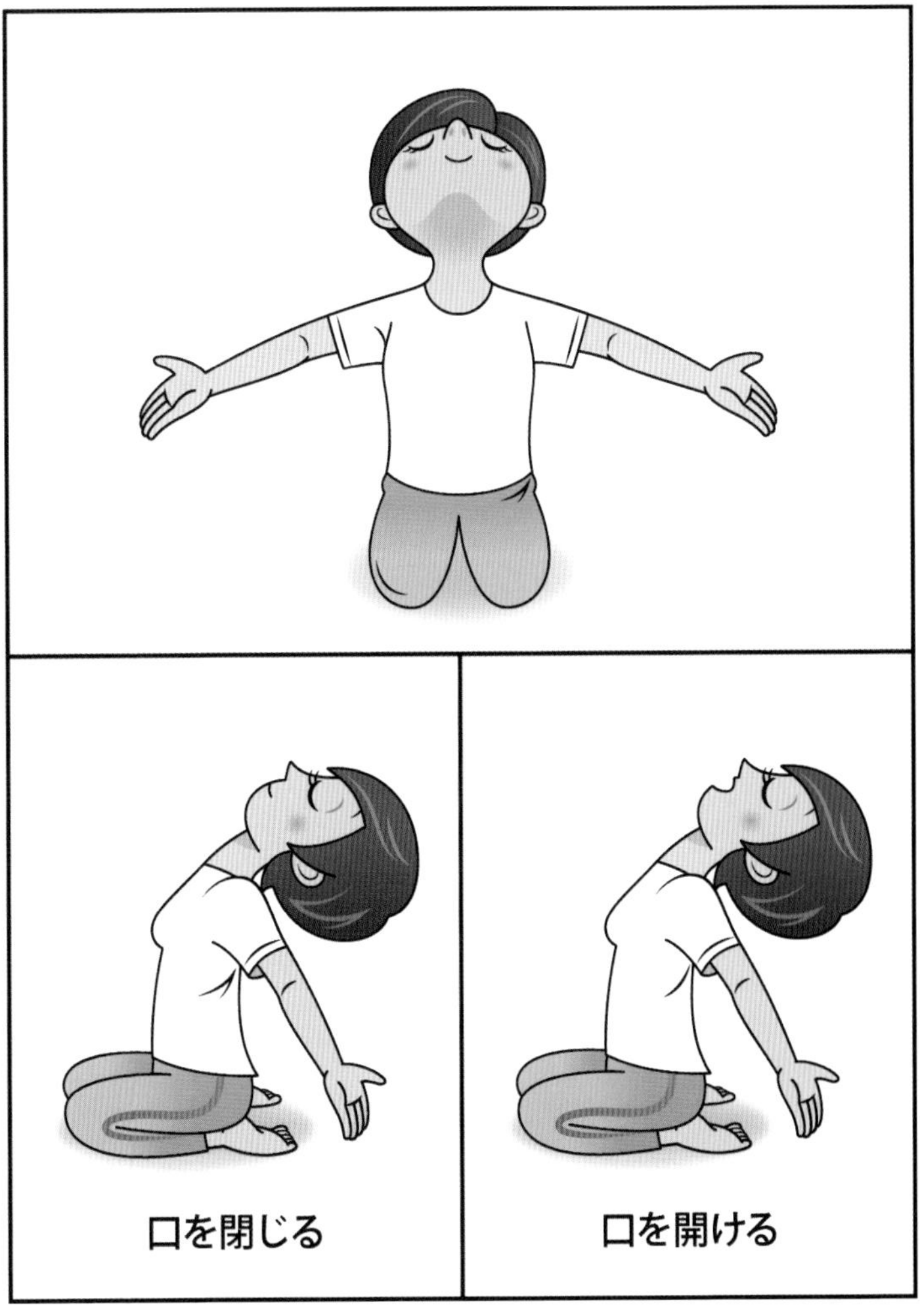
口を閉じる
口を開ける

手順3

背筋を伸ばして、余分な力は抜き、正座で行います。

口を閉じ、頭を後ろに大きく倒し、首と胸の前面をよく伸ばします。10本の指をまっすぐに伸ばし、両腕を大きく広げて胸を突き出すその姿勢を30秒くらい行います。

ゆっくり姿勢をもとに戻した後、今度は頭を前に倒し、背中を丸めて、手は重ねて前方にしっかりと伸ばします。

脳と脳幹・肝臓・心臓・脾臓・膵臓・腎臓を特に強く意識しながら伸ばします。

この姿勢を2分くらい続けます。

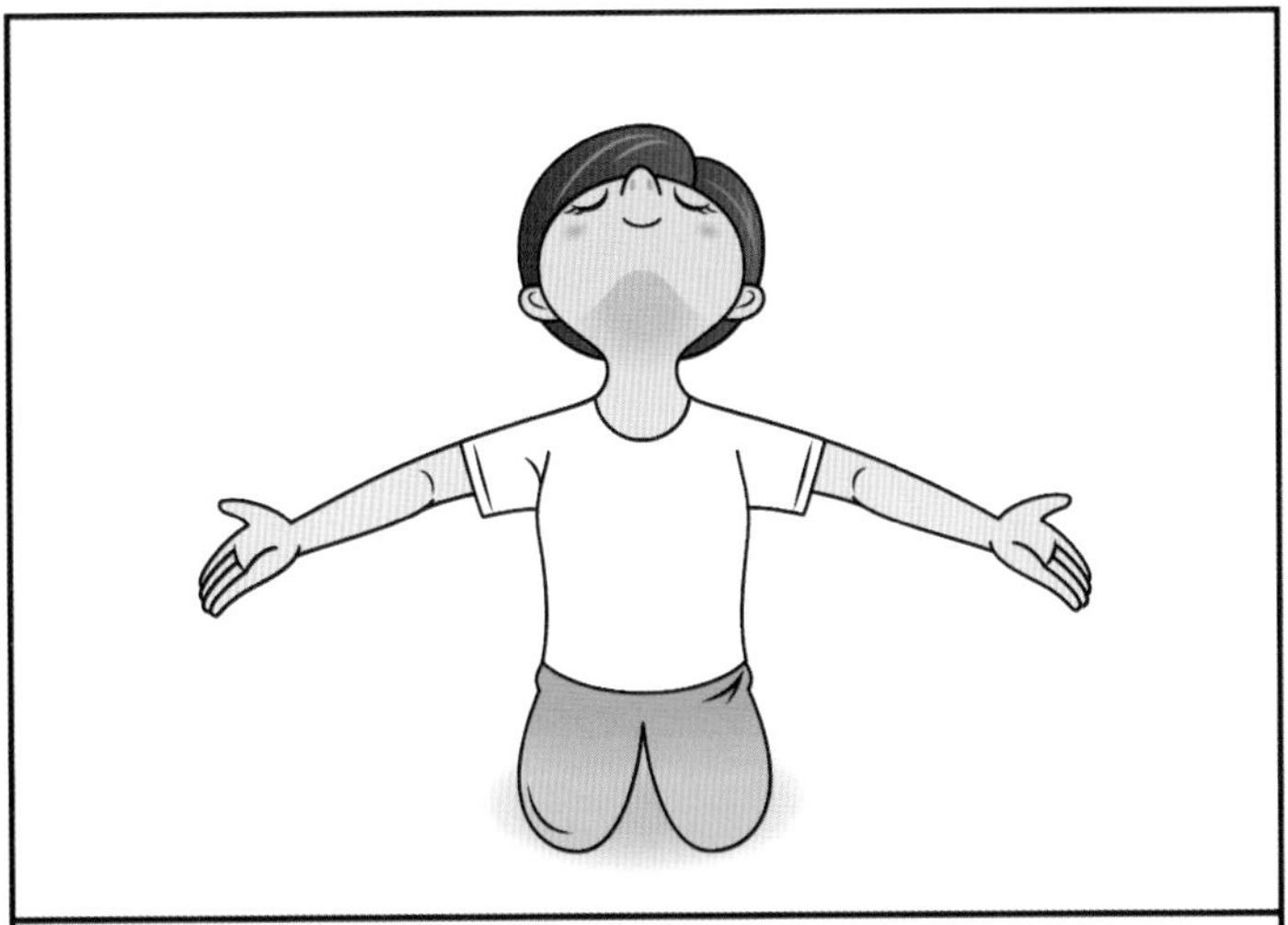

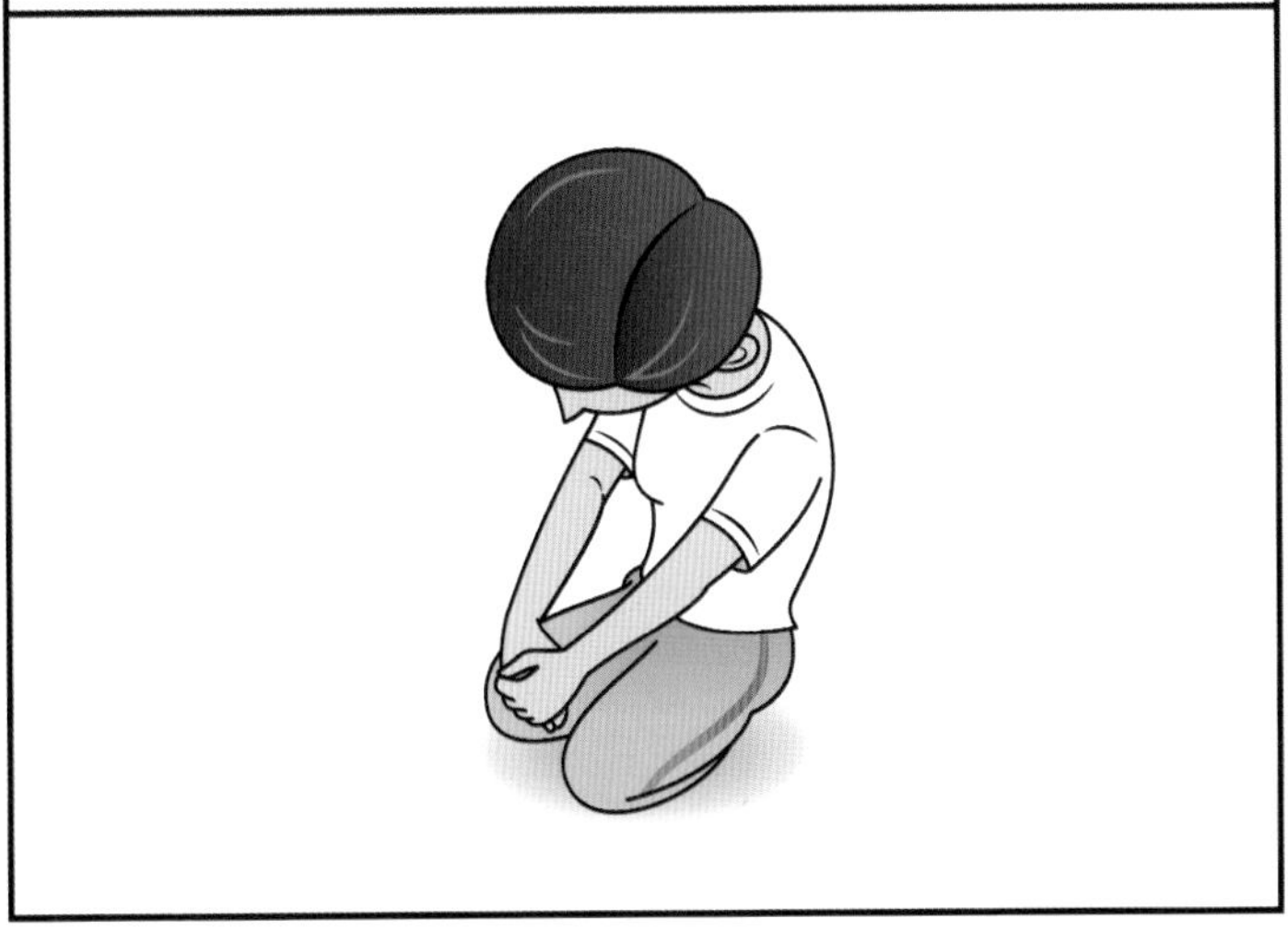

手順4

背筋を伸ばして、余分な力は抜き、正座で行います。

頭を左側にゆっくり倒し、左手はももの上に、右手はももの横にまっすぐ下ろします。（左の下のイラストを参照）

この時、肝臓・心臓・右の腎臓を伸ばすように意識しながら行います。

これを1分くらい行います。

次に、頭を右側にゆっくり倒し、右手はももの上に、左手はももの横にまっすぐ下ろします。（左の上のイラストを参照）

この時、脾臓・膵臓・左の腎臓を伸ばすように意識しながら行います。

これも1分くらい行います。

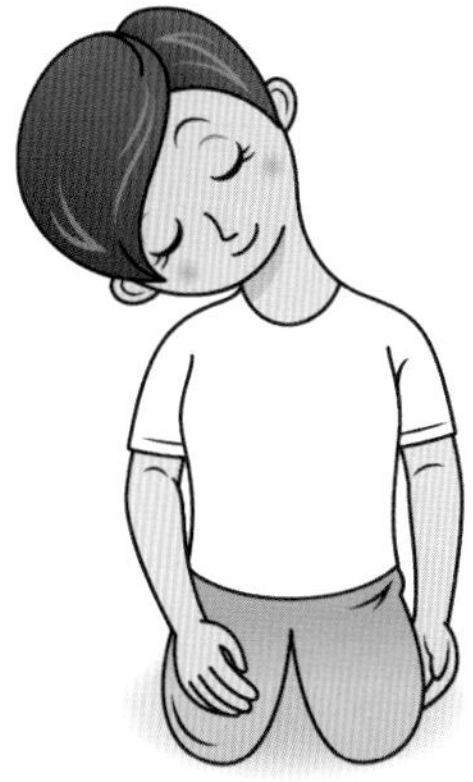

左側にある、脾臓・膵臓・腎臓を強く引き上げる感じで行う。

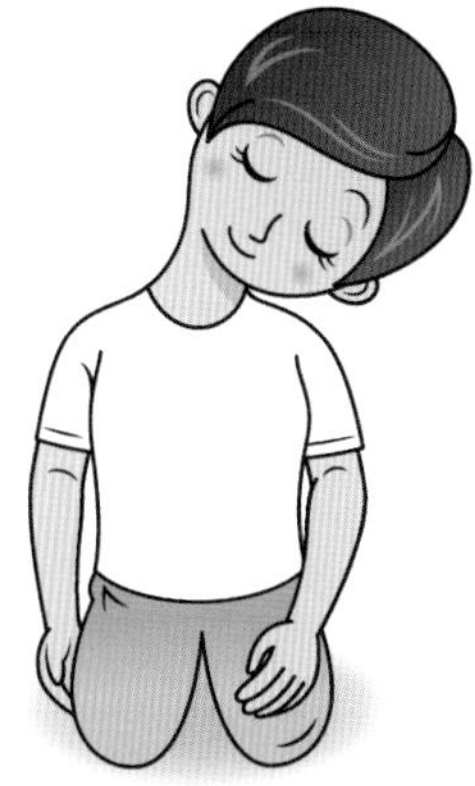

右側にある、肝臓・心臓・腎臓を強く引き上げる感じで行う。

手順5

手順2・手順3・手順4を行うと、全身の細胞が目覚め、活発に動き始めます。

生命素粒子もたくさん出て、体全体もゆるみますが、このままでは活発に動く細胞に発生した生命素粒子がとられてしまいます。

今一度、手順1を行い、この細胞の動きを静め、発生した生命素粒子がとられてしまうのを防ぎます。

手順1を10分くらい行います。

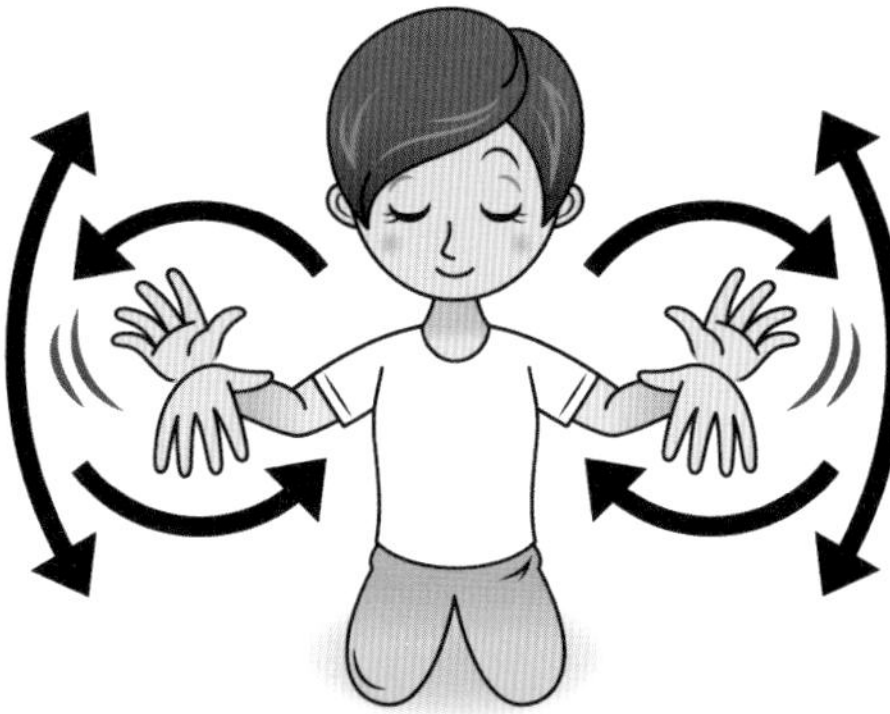

手の平を上下・左右にブラブラ振る。
次に10本の指を大きく広げた状態で手首回し。

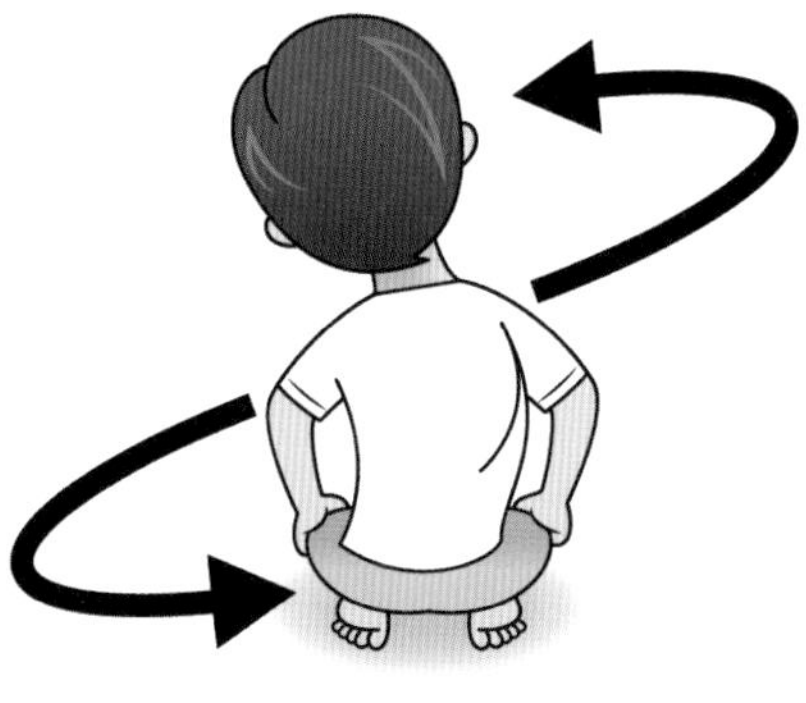

左首回しと左お腹回しを同時に行う。
足首は、こぶし2つ分くらい空け、足先はまっすぐ伸ばす。

手順6

手順5で全身の細胞を静めた後、効率よく、脳と脳幹・肝臓を含む五臓をさらに健康な状態に戻すために、手順6を行います。

10本の指をしっかり開き、指先はひざの方向に向け、手首と手首の間はこぶし二つ分くらいあけて手の平を床につけ四つんばいの姿勢をとります。

ひざとひざの間は、肩幅より少し広めにあけます。

余分な力を抜きながら、背中を丸めたり、逆に、胸とお腹を突き出したりをゆっくり3回くらい、2分かけて行います。

次に、手の平は浮かないように、しっかりと床につけたまま、体をゆっくり後方に移動したり前に戻したりを2分くらい行い、全身を伸ばします。

休息を入れて2セット、約10分くらい行います。

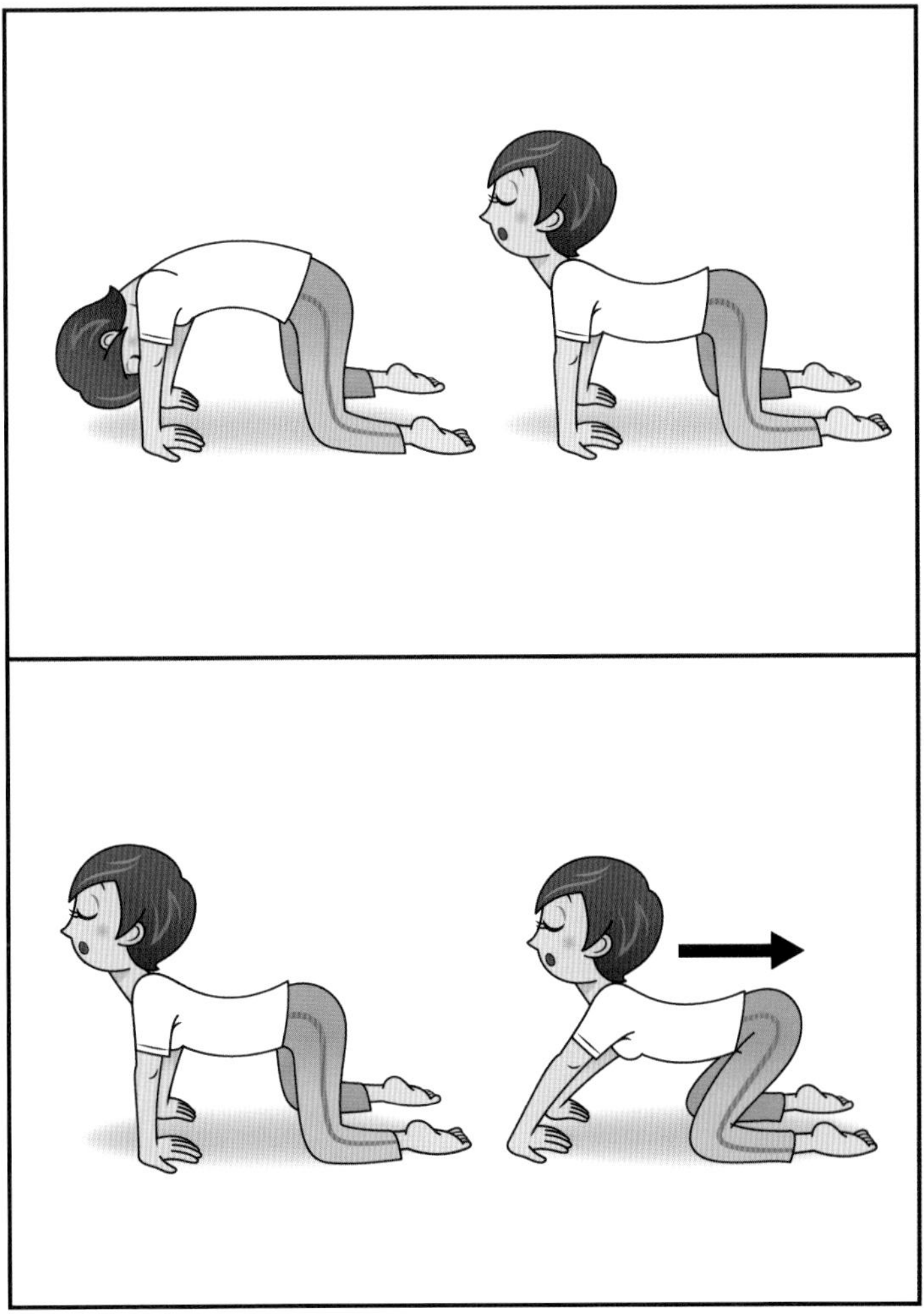

手順7

椅子に安定するように座り、背筋を伸ばし、両目を軽く閉じます。

呼吸を整えるため、体の力を抜き、深呼吸を10回くらい行ってください。

イラストのように、両腕をひじから前方に90度くらい曲げて、手の平を上に向けます。

10本の指はすべて、軽く伸ばした状態にします。

指が曲がったり、丸まったり、力が入りすぎないよう注意してください。

その姿勢で、自分が水に浮かぶように全身の力を抜いてください。

特に、意識・心の力を抜くことを心掛けてください。

できるようになれば、5分くらい行います。

できない時は、30分くらい行ってください。

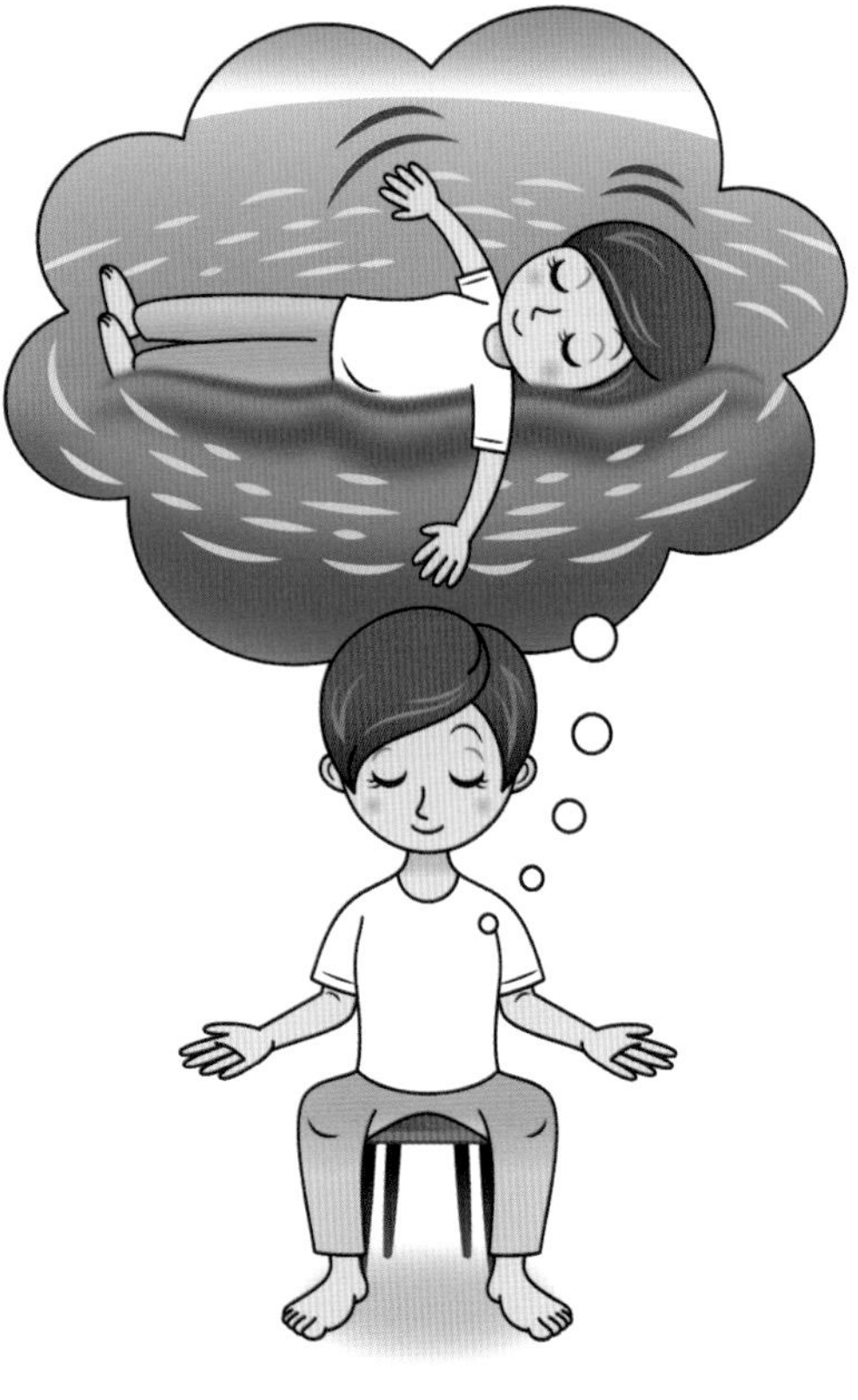

雑念が出ても、とらわれない。
水に浮かぶように力を抜こう。

手順8

手順8と9は、気功や手かざしのような、体から発散する流動エネルギーを求めることではありません。

手順7の状態を保ちながら、10本の指先に意識を集中します。

両手の平を上下5センチくらいの間隔で、ゆっくり、交互に動かします。

体が少し揺れても気にしないでください。

手の平と10本の指先は、感覚神経が特に発達していますから、指先に空気が触れる感覚が出てくると、手の平と指先の細胞が普段以上に活動し、生命素粒子がたくさん発生し始めます。

たくさん発生してくる生命素粒子は、手をボールのように包み込みます。

この感覚が出てくるまで、5分から30分くらい行います。

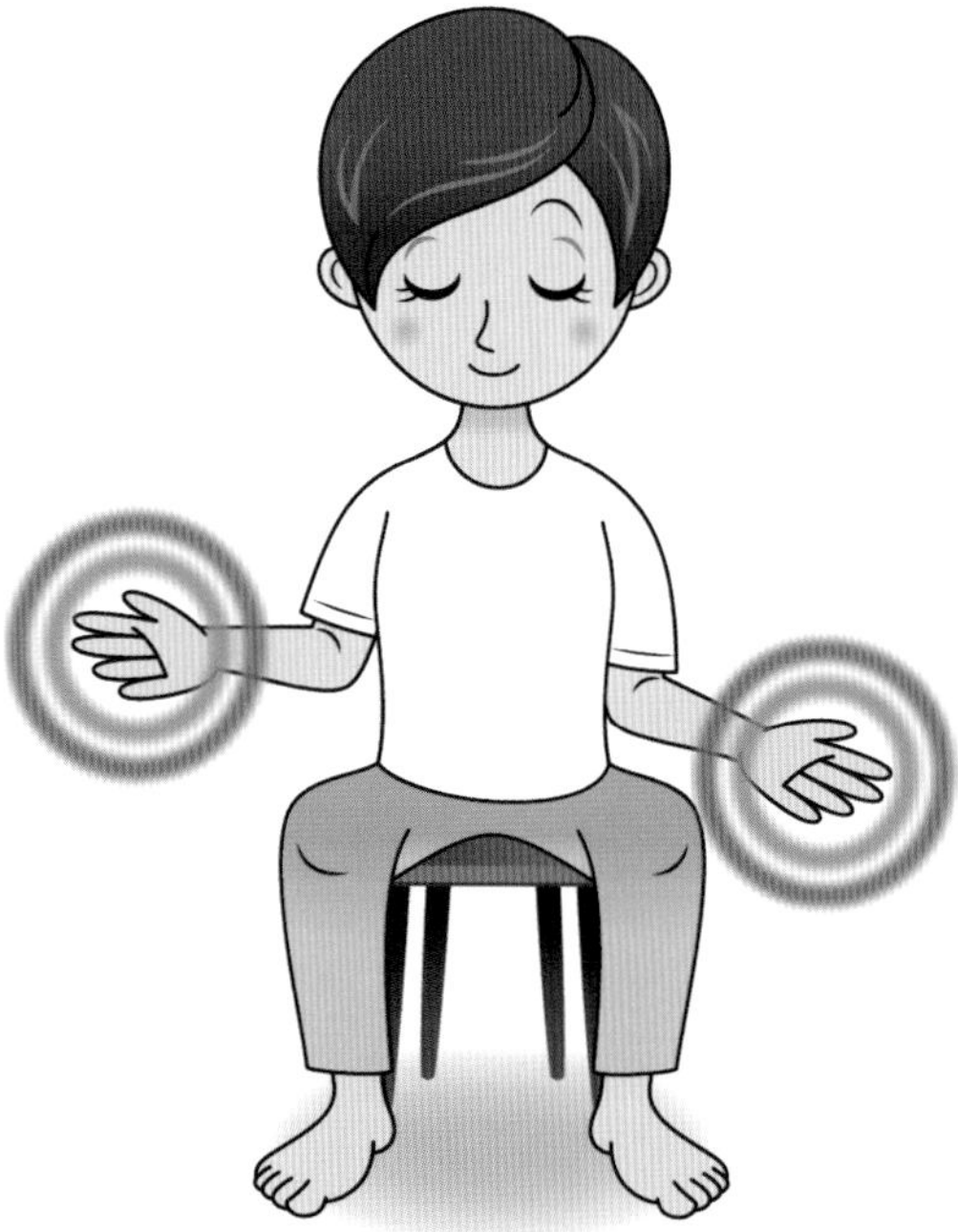

刺激のある生温かい感覚が
指先に出るのを感じよう。

手順9

手順8の状態を保ちながら、眉と眉の間にもう一つ目がついている感じを強く意識します。

その目で、前方3メートルくらい先の1点を、力を抜き、力まず、ひたすらに見続けます。

眉と眉の間の一ヶ所は、感覚神経細胞が特に発達していますから、眉と眉の間の細胞が普段より活発に動き始め、生命素粒子をたくさん発生し始めます。

たくさん発生してくる生命素粒子は流動し、眉と眉の間にボールのようなものがある感覚が強く出てきます。

この感覚が出てくるまで、5分から30分くらい行います。

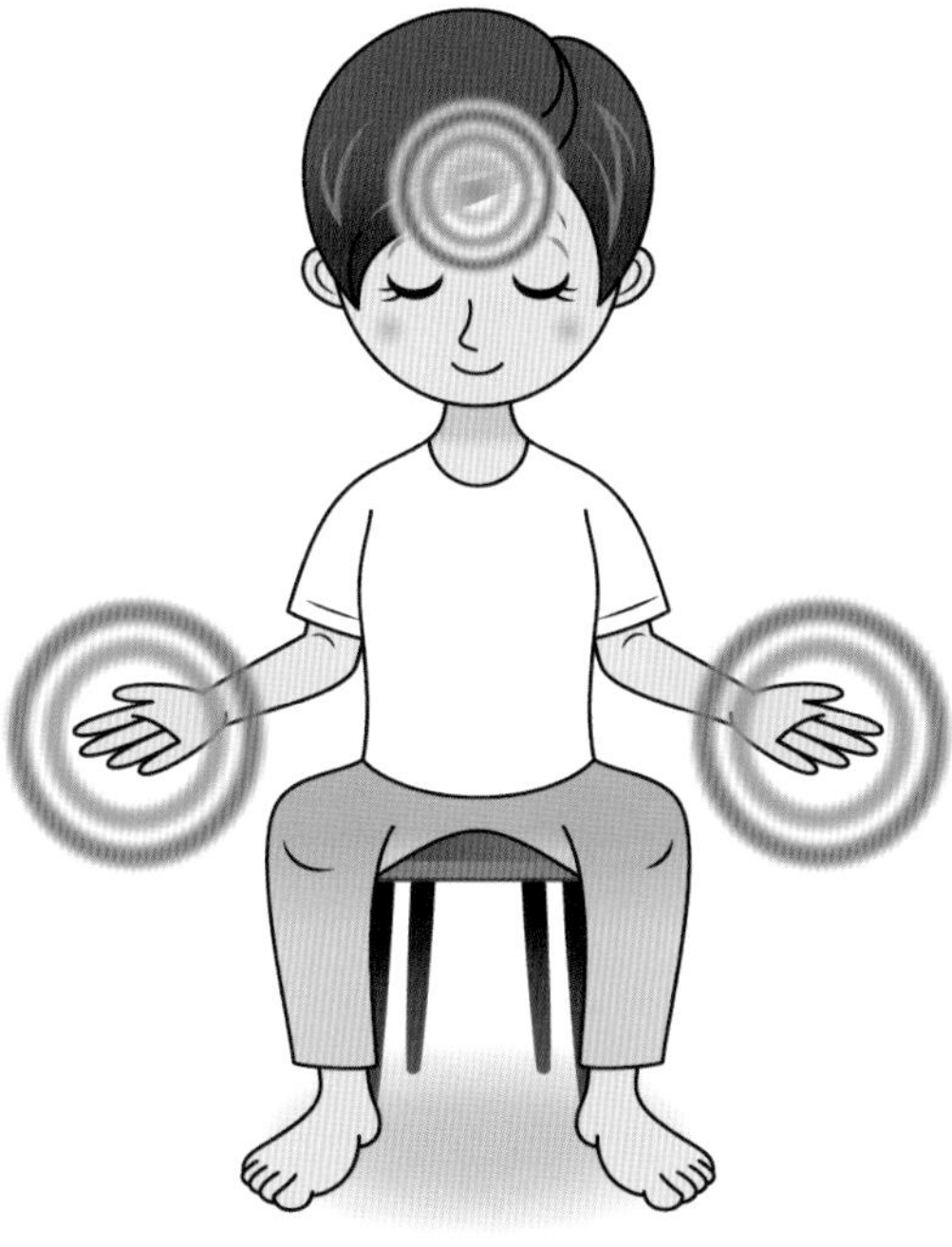

眉と眉の間の目で、1点を見続けよう。

手順10

両手の10本の指と、眉と眉の間に強くエネルギーを感じるようになったら、そのエネルギーを沈静化させるために、両目を8分開きくらいにして前をしっかり見ます。両手の平はひざに伏せて優しく置きます。

両手の10本の指と眉と眉の間のエネルギーが静まるまで続けます。

その間、自身の五臓と脳と脳幹を強く意識し続けてください。

生命素粒子自己療法の目的は、あくまでも五つの臓器（肝臓・心臓・脾臓・膵臓・腎臓）と、脳と脳幹の内側から生命素粒子をたくさん発生させることですから、気功や手かざし・薬やサプリメント・電気や放射線のような強いエネルギーを求めることは絶対にしてはいけません。

10本の指と額のエネルギーが静かな状態になったら手順11に入ります。

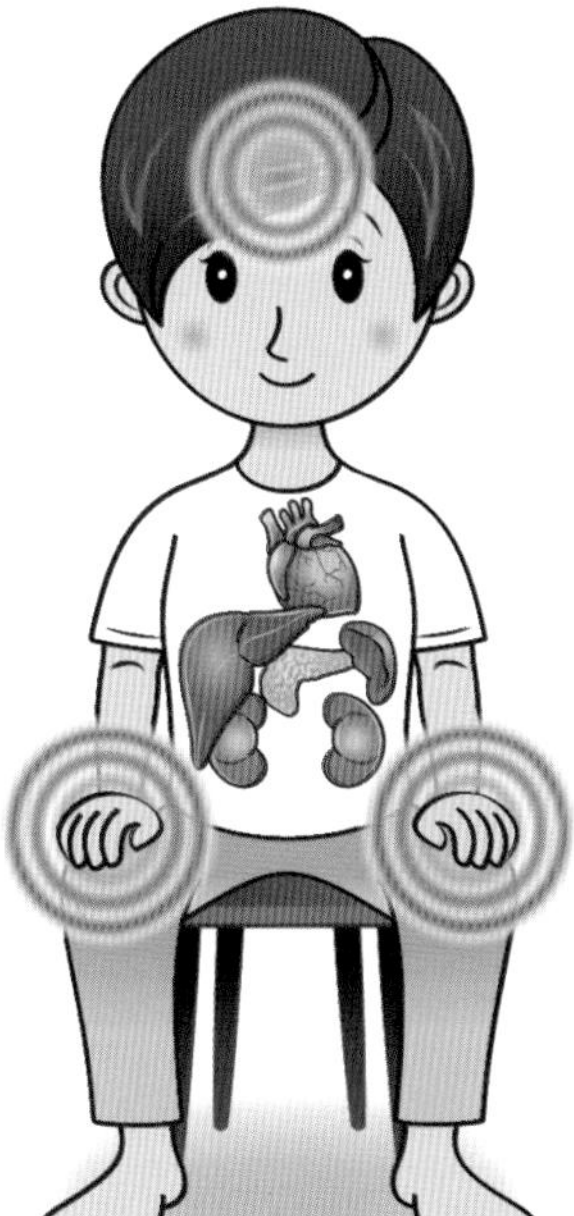

両手のエネルギーや、額のエネルギーを
沈静化させるために、両手をももの上に置き、目を開け、
五臓と脳と脳幹を強く意識すること。

手順11

両手の平と10本の指・眉と眉の間のエネルギーが沈静化した状態を保ちながら、両手を両胸に当ててください。

自分の胸とお腹の中にある五つの臓器（肝臓・心臓・脾臓・膵臓・腎臓）と、脳と脳幹を、強く意識します。

胸の表面は有意識細胞があるので、手の平の活動細胞の動きと連動し、胸の表面細胞が動き始めます。

動き始めた胸の表面細胞が、五臓の細胞と連動し始めます。

五臓が連動し始めると、かすかに五臓と脳と脳幹の位置が確認できます。

この感覚が出てくるまで、5分から30分くらい行います。

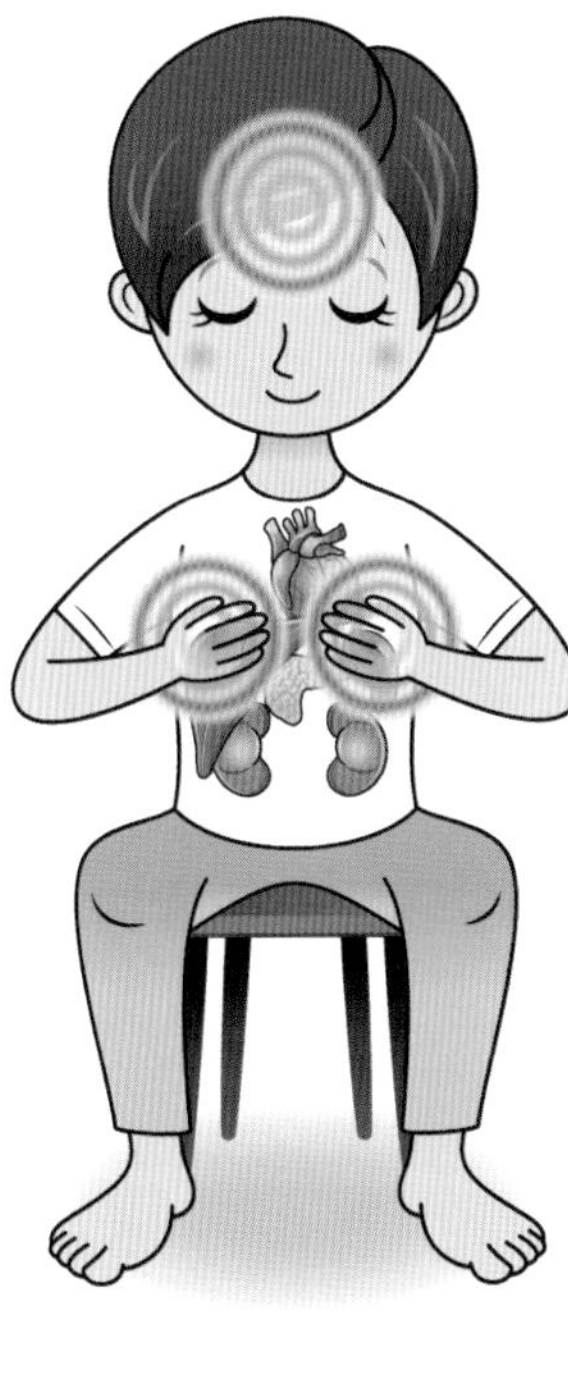

自分の胸とお腹の中にある五臓（肝臓・心臓・脾臓・膵臓・腎臓）と、脳と脳幹を強く意識する。

手順12

継続して五臓と、脳と脳幹の位置を確認しながら、胸の中心部（みぞおちより5センチくらい上）に目があることを強く意識します。

その目で、前方3メートルくらい先の1点を、力を抜いて、集中して見続けます。

慣れないと難しいでしょうが、五臓を意識しながら、ひたすらに胸の中心部で前方を見るようにします。

少しずつ、胸の細胞と五臓の細胞が連動し、動き始め、胸の中心部を中心に生命素粒子が発生し、温かいエネルギーが五臓全体をボールのように包み込むようになるまで、5分から30分くらい行います。

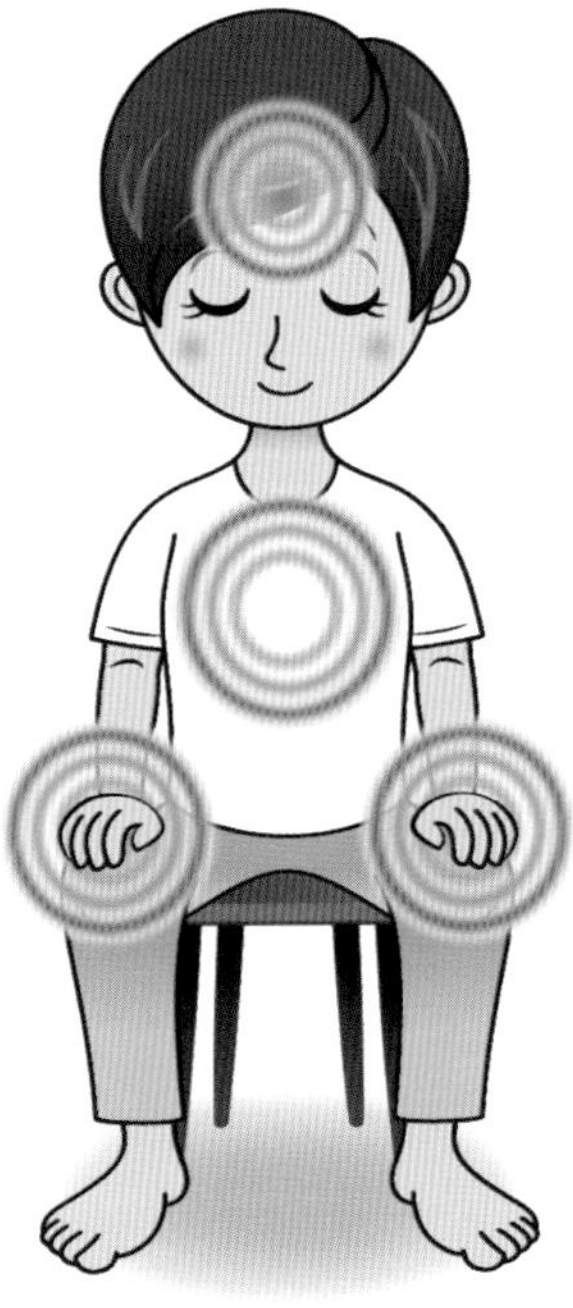

五臓と脳と脳幹を体感的に意識できたら、
胸の中心部に目があることを意識して、
その胸の目で3メートル先の1点をよく見よう。

手順13

手順12までを行い生命素粒子が五臓（肝臓・心臓・脾臓・膵臓・腎臓）と、脳と脳幹から発生してくると、五つの臓器と脳と脳幹の活動している状態が少しずつ、体感としてわかるようになります。

この状態が起こり始めたら、肝臓だけを強く意識し、肝臓から生命素粒子がより強くわき起こるように、強く意識をします。

肝臓から生命素粒子が強くわき起こるまで根気よく40分くらい行います。

この感覚がすぐに起こるようになれば、20分くらい行います。

この現象が起きると、体の病気や心の病気・ケガなどを快復させ、完治させることができます。

当然、ウイルスやバイ菌なども受け付けません。

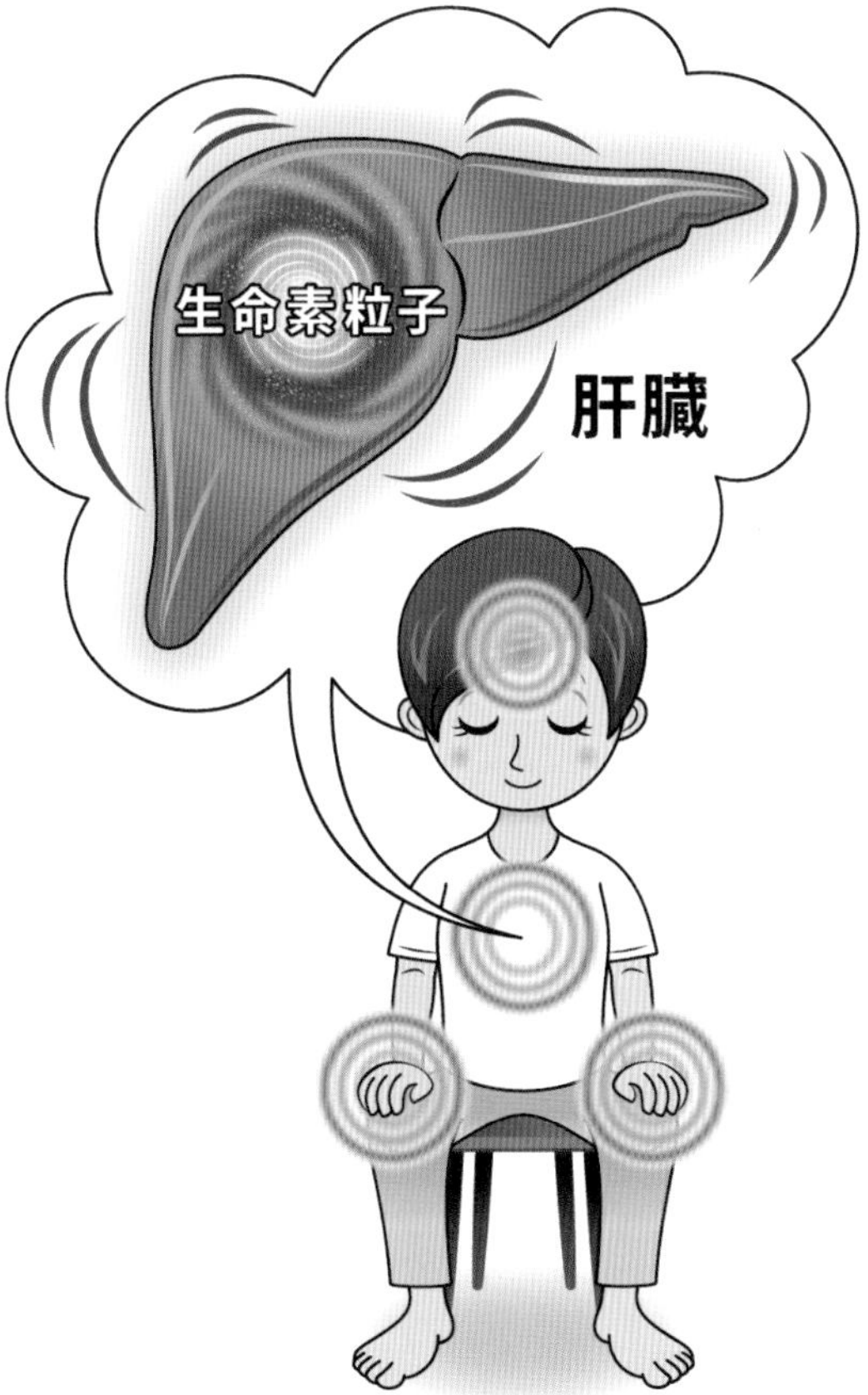

生命素粒子が肝臓の中で
躍動していることを体感し、強く意識する。

手順14

五臓と脳と脳幹が連携した働きをみせ、一つにまとまり、大きく動いていることが体感的にわかるようになると、体全体を形成している約37兆個の細胞も五臓と脳と脳幹に連動して動き始めます。

五臓と脳と脳幹を中心に体全体から生まれ続けている生命素粒子の活動エネルギーは、体全体を言いようのない静寂なエネルギーで包み込みます。

この現象が始まると、ガンやウイルス・バイ菌・病気・ケガ等で破壊されている箇所が、ポッ・ポッ・と、小さな火がつくように熱くなります。

この状態が続くことにより、破壊・異状細胞が、正常な健康細胞に入れ換わり、ガンやウイルス・バイ菌・病気などは消滅します。

手順14は、くれぐれも、執拗に求め過ぎないことが大切です。

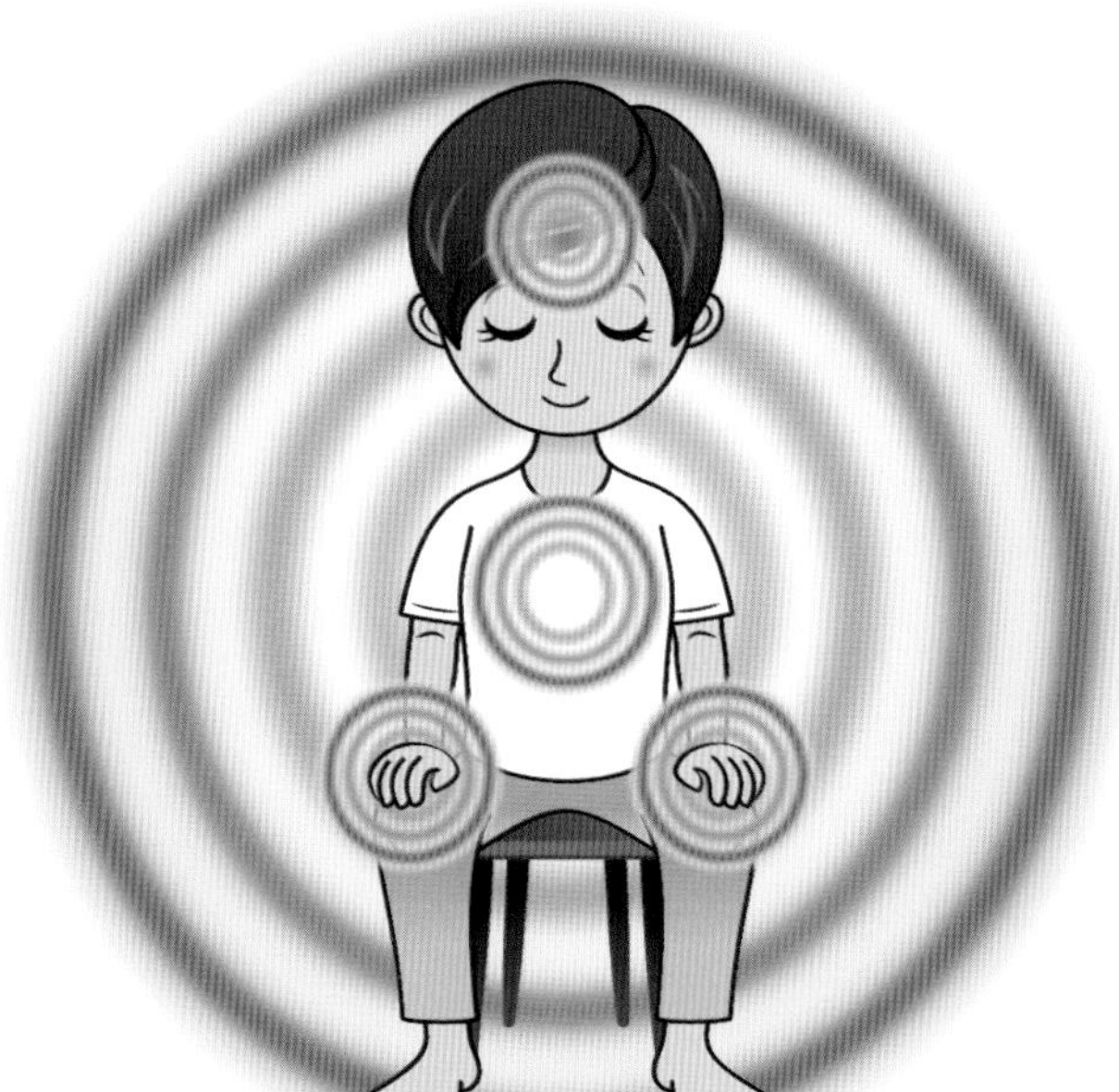

五臓と脳と脳幹からわき起こる生命素粒子が、
体全体を包むように発生している事を体感する。

生命素粒子自己療法の総括

生命素粒子自己療法とは、人がこの世で存在していくのに必要不可欠な生命素粒子を、自分の意思で、意図的に、自分の体内から発生させることのできる技法です。

体内の生命素粒子が不足すると、生存能力が異常な状態に転化し、ガンを始めとする様々な体の病気や、不眠・うつ・ひきこもりを始めとする様々な心の病気を発症します。

薬やサプリメント、治療機具・スマホやパソコンから発生する電磁波、食品添加物や農薬、気功・手かざしなどは、体全体の細胞を異状に活発に活動させせます。

その活動のために、体内の約37兆個の細胞の中にある生命素粒子をたくさん使い、労費します。

その結果、元気であった細胞が生命素粒子の不足により大きく壊れてゆくのです。

生命素粒子自己療法は、約37兆個の細胞の生命素粒子を奪うことなく、細胞を傷つけることなく、逆に、破壊された異状細胞や病気細胞を、健康な細胞と入れ換えることのできる、唯一の技法です。

生命素粒子自己療法と同じ効果を機械で起こすことは絶対にできません。

生命素粒子自己療法は、手順1で終わっても、途中で終わっても、手順13で終わっても、その後必ず、1時間くらいの休息をとってください。

睡眠や体を休める行為は、正常な新陳代謝の作用を起こすのに必要不可欠な時間です。

第3章

生命素粒子は原理法則で生まれる・消える

原理法則を身近に知る

人は、生命素粒子から生まれ、形作られます。

私達を形成する生命素粒子が不足すると、病気やケガをし、逆に、生命素粒子に満たされると、健康で元気な状態を維持できます。

生命素粒子の発生が止まると、人は死にます。

その後、分解され、最後のラスト素粒子になり、消えていきます。

このように、誰でもが、生命素粒子の存在を知ることができるのです。

病気やケガをしたり、スマホ・パソコンの電磁波障害で異状興奮を起こしたり逆に体が動かなくなったり、いつも気持ちが不安定であったりする人は、その人の体内から発生する生命素粒子は弱く少なく、活力がないという言葉で表現されます。

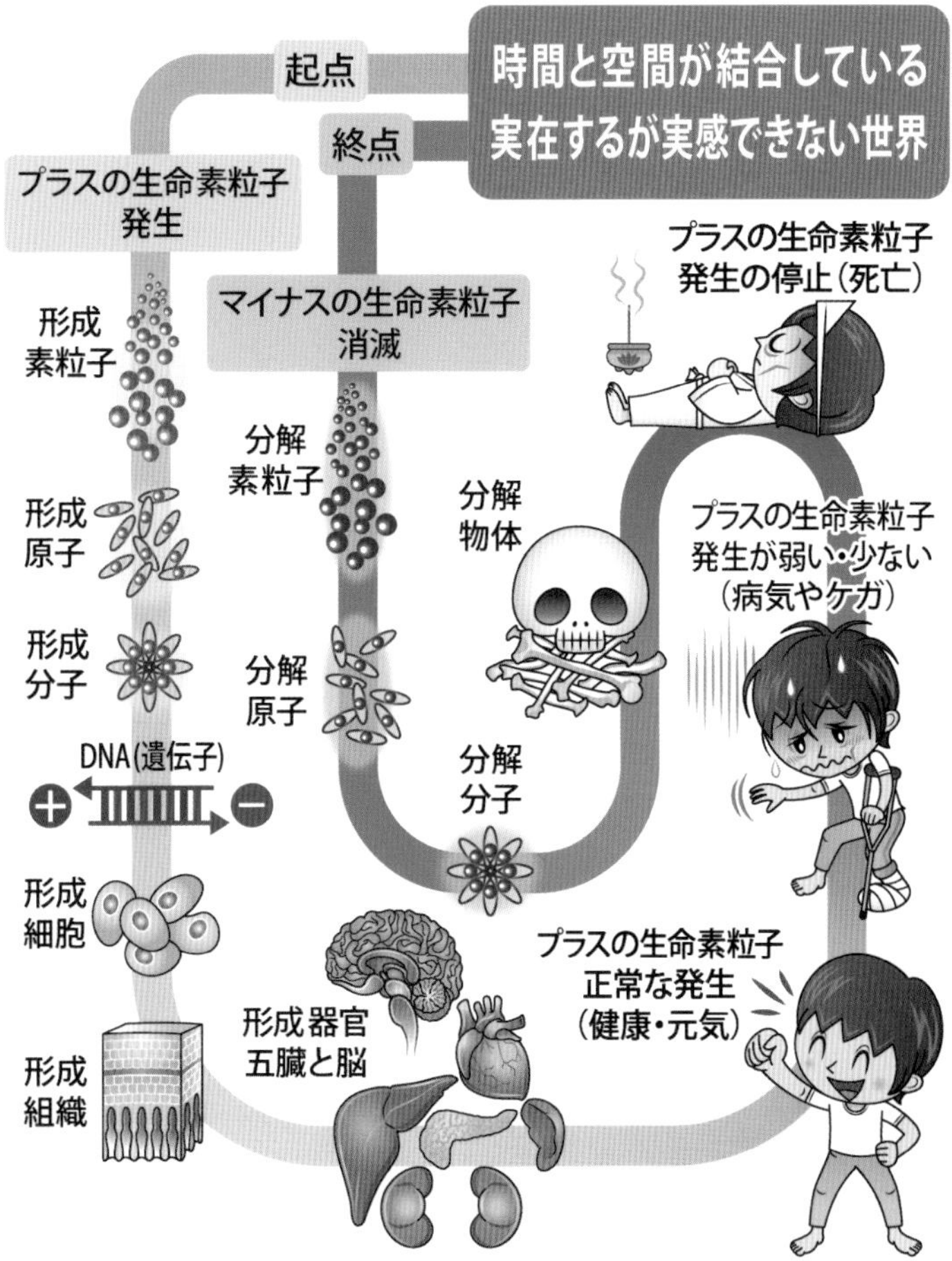

生命素粒子の発生と消滅
人の誕生・病気・死亡・消滅のチャート図

生命素粒子は原理法則の表現

生命素粒子は、原理法則のすべてを持ち、この世に生まれ、また、この世から消えていきます。

生命素粒子は、不思議な力とか、神の力とか、そのような抽象的な思考や偶像的思考で人が作り上げたものではありません。

生命素粒子は、原理法則のすべてが集結・結晶した存在活動物体なのです。

生命素粒子（Ｂｉｏｐａｒｔｉｃｌｅ）という表現は、この存在活動物体を呼ぶために私が作った名称です。

この世に存在する人を含むすべてのものは、生命素粒子から作られていますから、原理法則のすべてを持っているのです。

実存するが実感できない世界を原理法則で表現し解説する

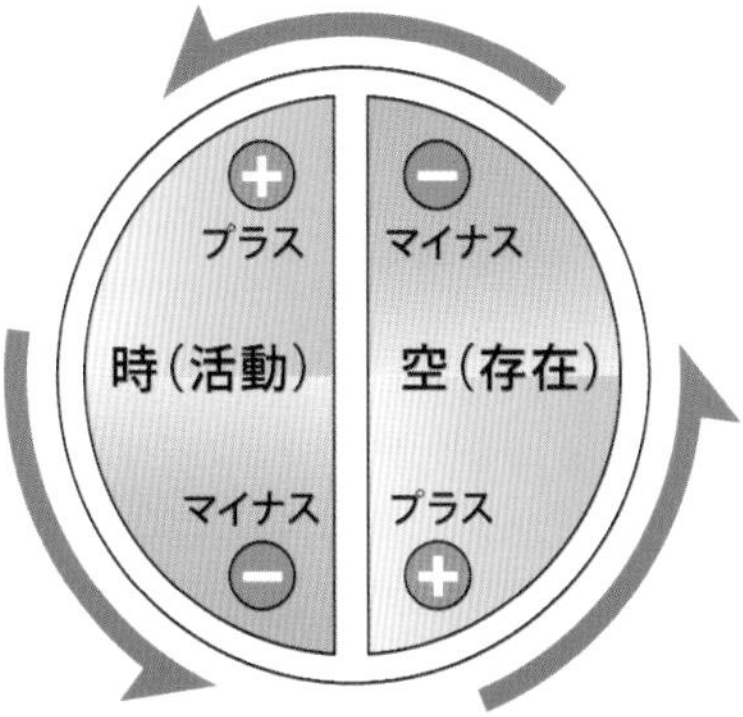

生命素粒子仕組みの基本図

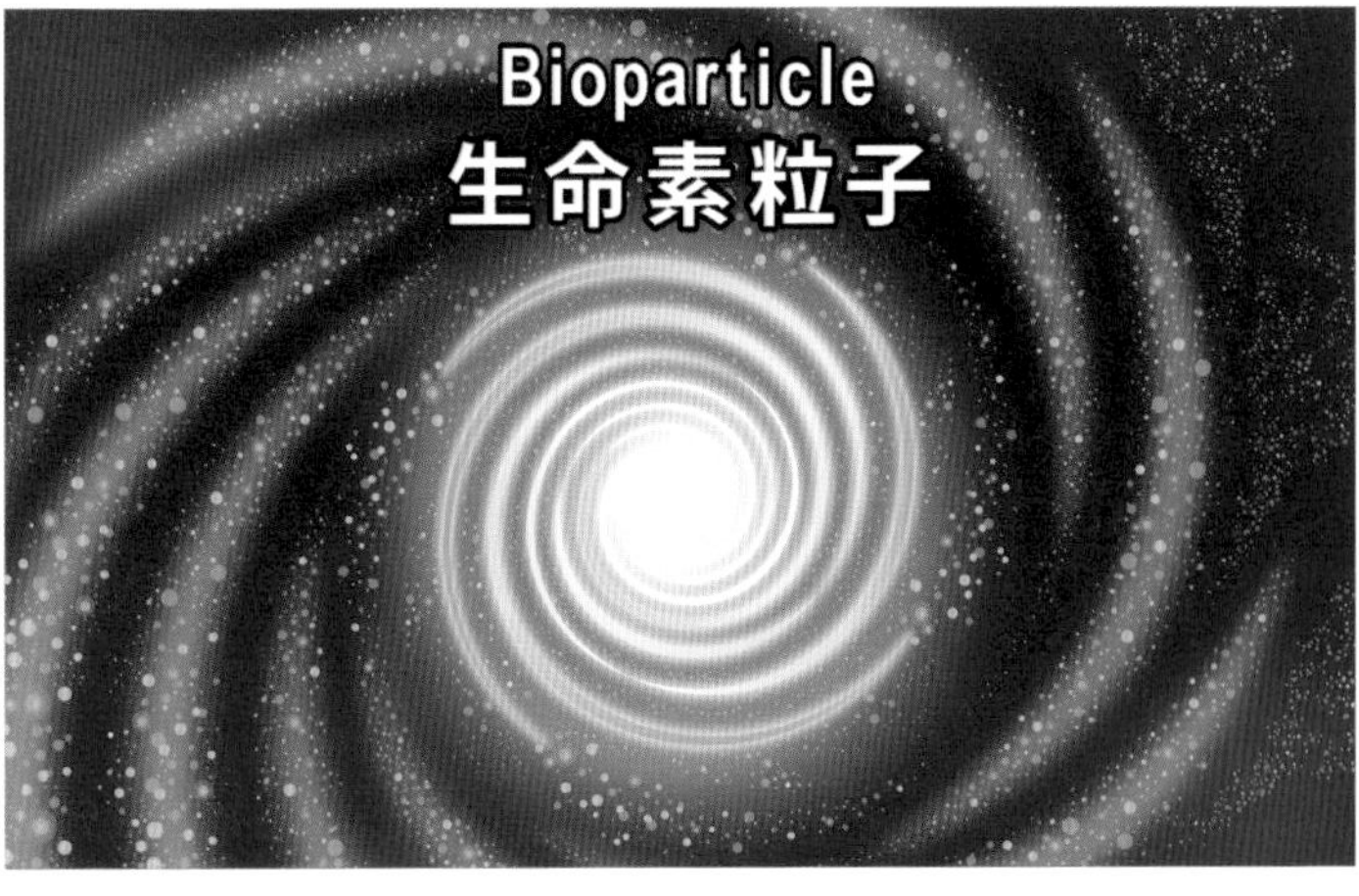

生命素粒子の原理法則・元《げん》

分離発生の法則　この世のすべてのものは、分離し、発生する。

結合消滅の法則　この世のすべてのものは、結合し、消滅する。

物が動く時は、その周りの生命素粒子が消えて、生まれる。
この現象が起きない限り、この世のすべてのものは動かない。
（この世のすべてのものの動きの原点）

実存するが実感できない世界を
原理法則で表現し解説する

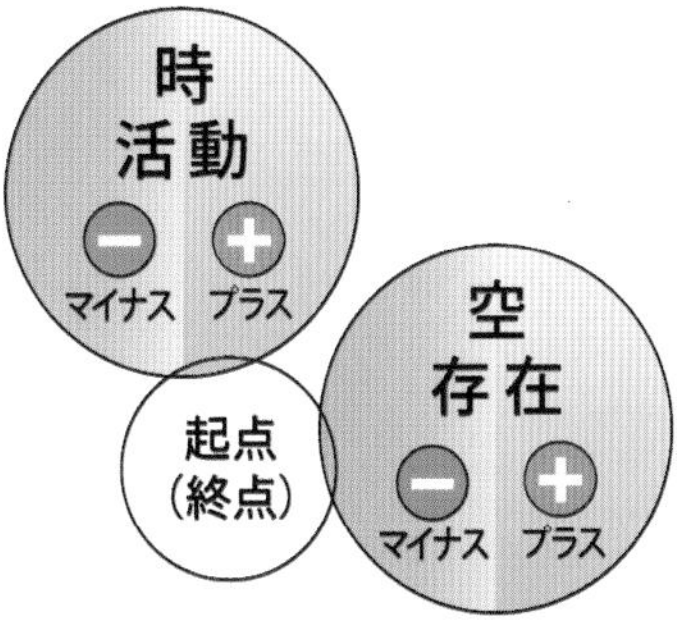

プラスの元：分離発生の法則

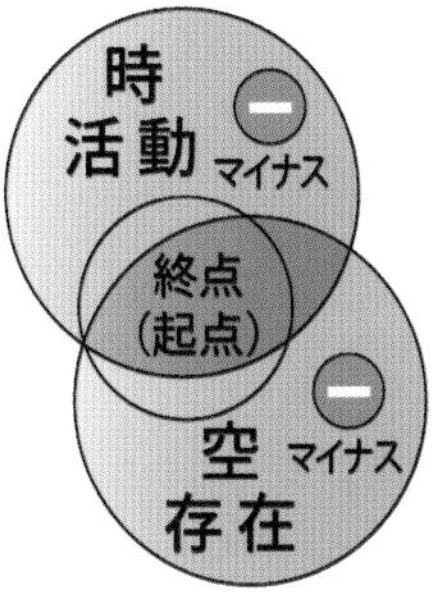

マイナスの元：結合消滅の法則

生命素粒子の原理法則・起《き》

相対性の法則　この世のすべてのものは、相対し、成り立つ。

相反性の法則　この世のすべてのものは、相反し、成り立つ。

集結性の法則　この世のすべてのものは、消滅するために集結する。

融合性の法則　この世のすべてのものは、消滅するために融合する。

実存するが実感できない世界を原理法則で表現し解説する

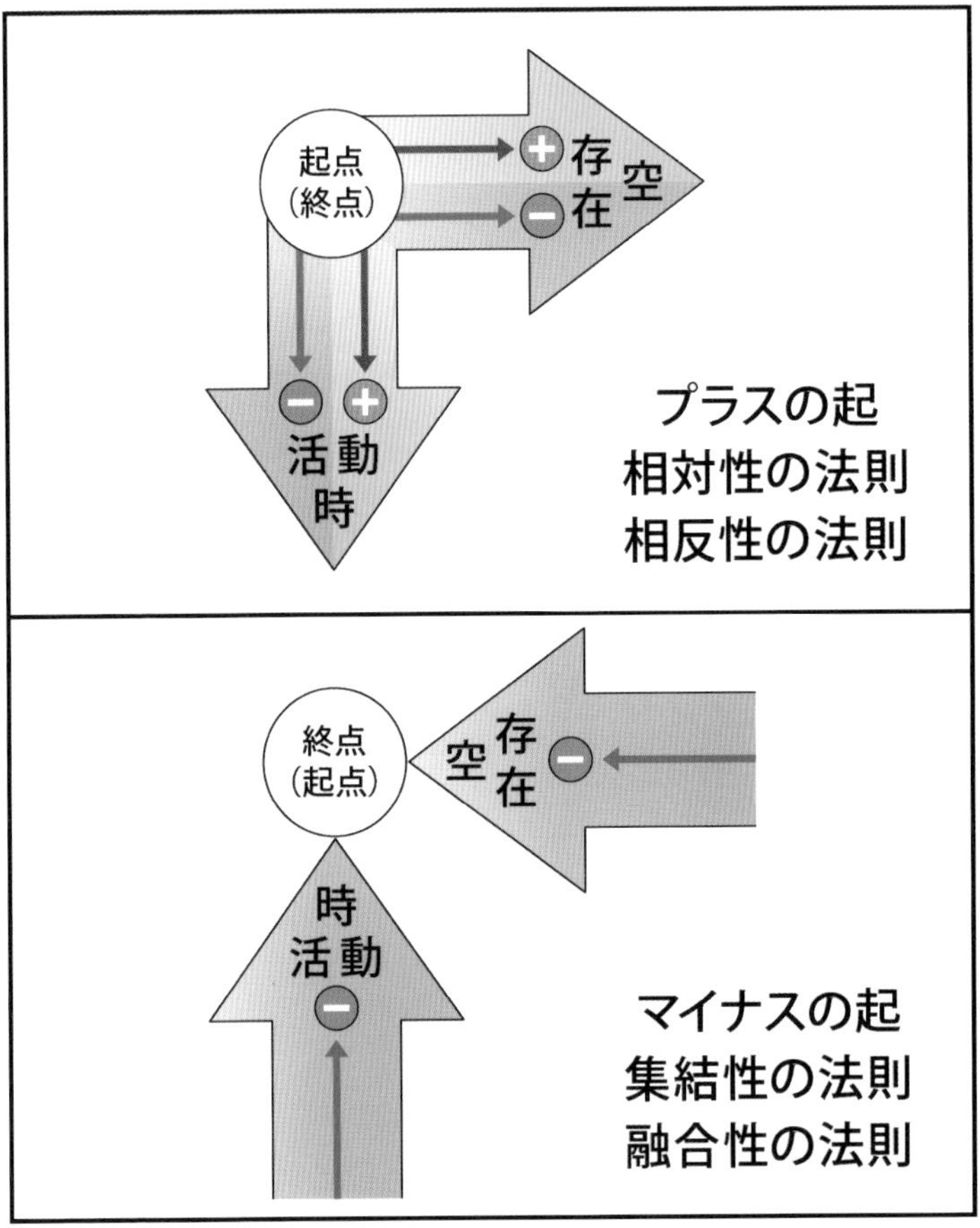

生命素粒子の原理法則・変《へん》

形成性の法則

この世のすべてのものは、形を形成する。

行程性の法則

この世のすべてのものは、時（活動）と、空（存在）が発生した地点を起点とする。

接する地点を頂点とする。

円運動の中で行く、起点から頂点へ、頂点から起点への動きを1ストロークとした一行程が生まれることで初めて、生命素粒子の動きが生まれてくるのです。

崩壊性の法則

この世のすべてのものは、形が崩壊する。

一行性の法則

この世のすべてのものの動きが止まる時、一行性の法則が働く。

実存するが実感できない世界を原理法則で表現し解説する

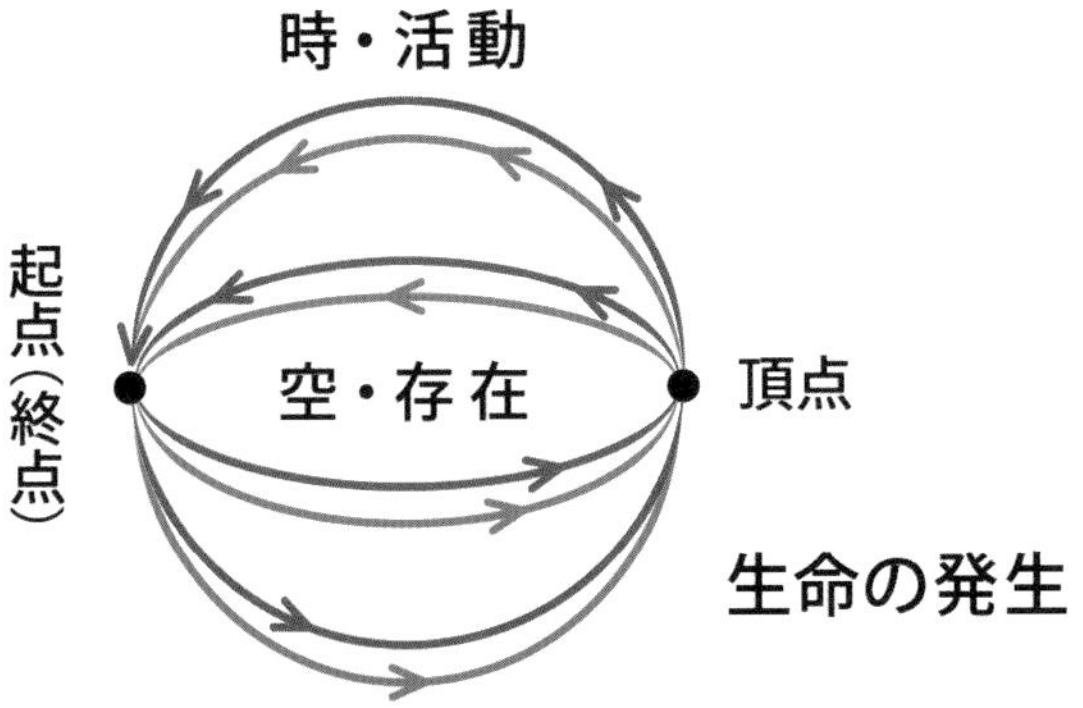

プラスの変：形成性の法則・行程性の法則

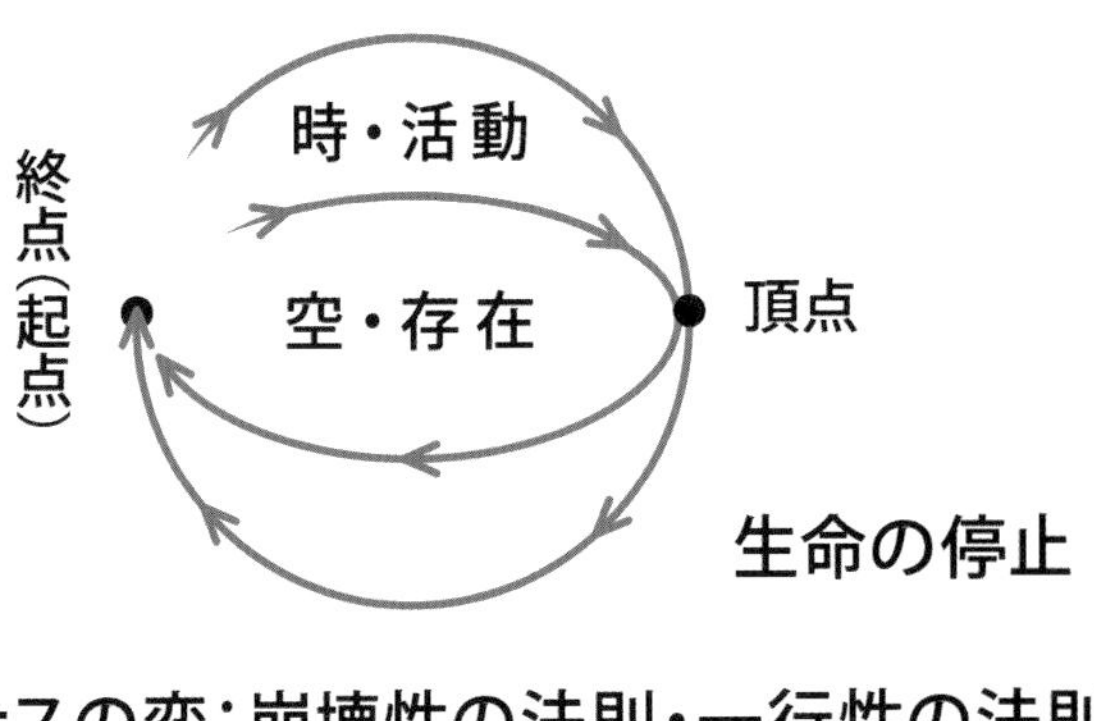

マイナスの変：崩壊性の法則・一行性の法則

生命素粒子の原理法則・調《ちょう》

安定性の法則

この世のすべてのものは、すべてを整え、安定をはかる。

沈静性の法則

この世のすべてのものは、安定するために過剰な動きをすべて沈静する。

不安定性の法則

この世のすべてのものは、安定した状態を崩し、不安定な状態にする。

活性性の法則

この世のすべてのものは、破壊消滅を起こすために必要以上に過激な反応を起こす。

実存するが実感できない世界を原理法則で表現し解説する

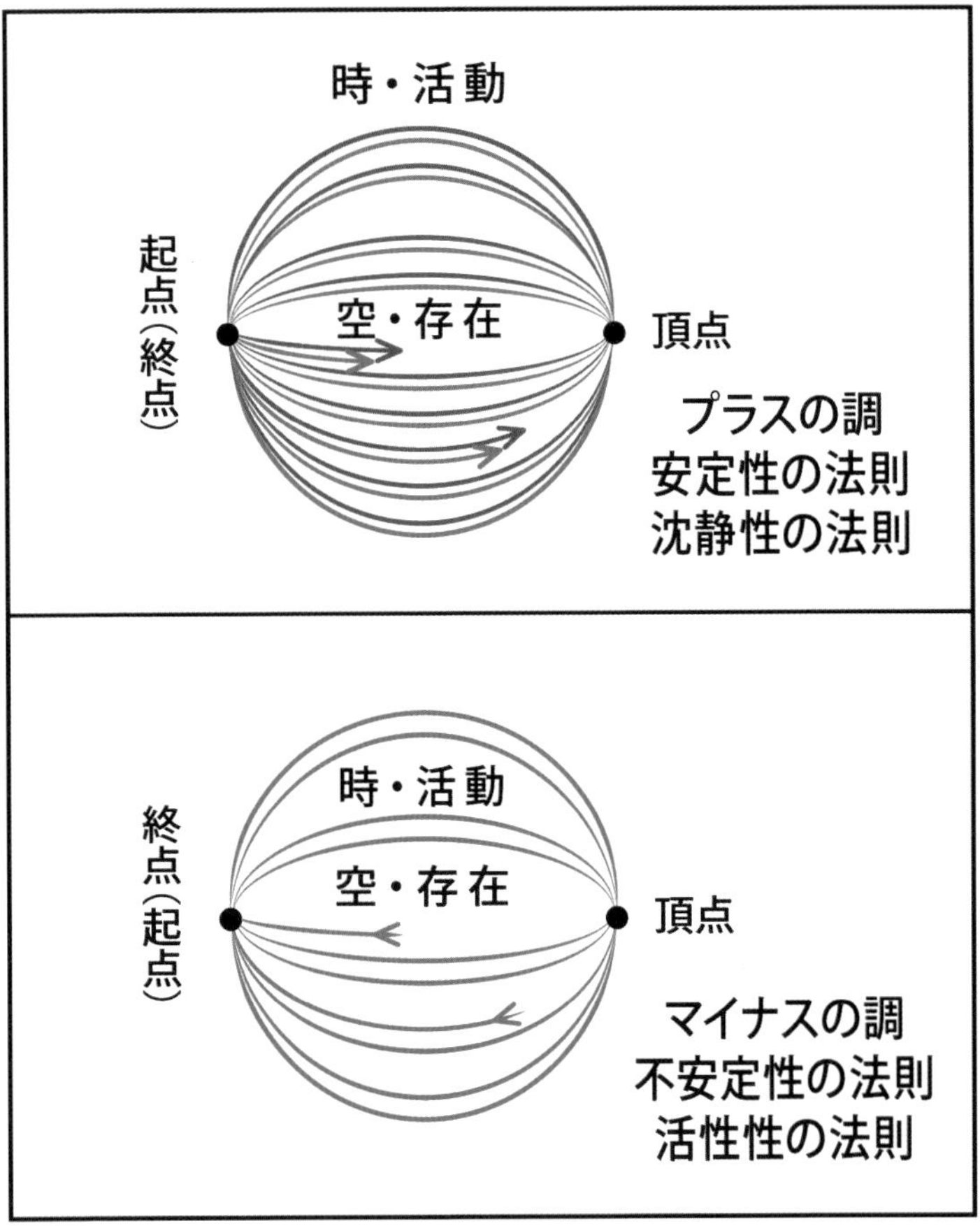

生命素粒子の原理法則・果《か》

調和性の法則

この世のすべてのものは、周りの存在と活動に調和する。

顕在《けんざい》の法則

この世のすべてのものは、はっきりとあらわれて、存在を示す。

乱調性の法則

この世のすべてのものは、周りの存在と活動に調和しない。

かすむ法則

この世のすべてのものは、存在が目立たなくなり、はっきりと見えなくなったり、はっきりしなくなったりする。

実存するが実感できない世界を原理法則で表現し解説する

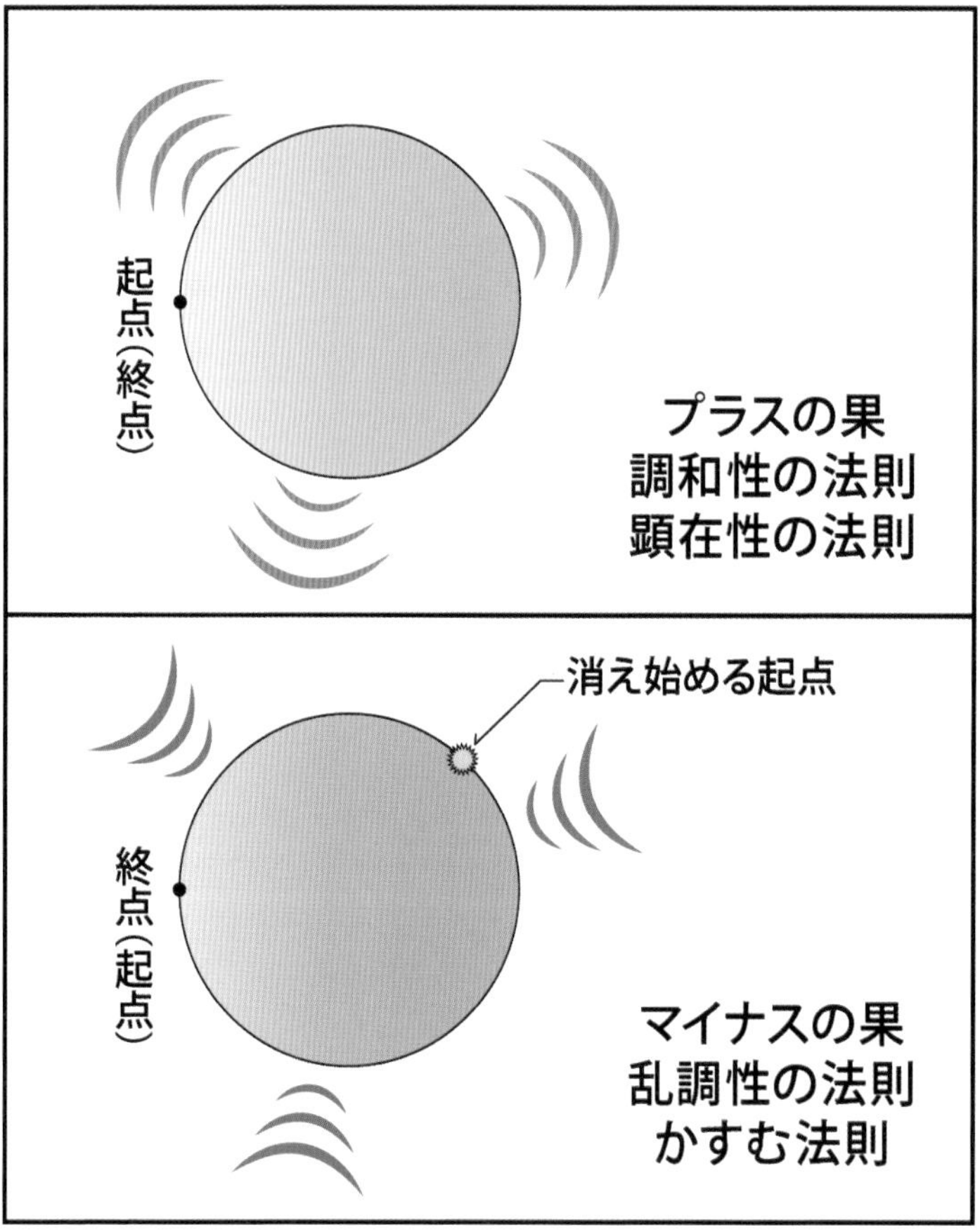

生命素粒子の形成成分・時（活動）と空（存在）のバランス

生命素粒子は、時（活動）と、空（存在）のバランスを保ちながら、存在活動を行っています。

人を形成している約37兆個の細胞内に存在する生命素粒子は、その人の生存能力が高ければ、常にバランスを保った状態で活動しています。

常に、生まれて消えて・消えて生まれて、の新陳代謝が起こり、生命素粒子は涸《か》れることなく、過剰にあふれることもなく、最良の状態で生命素粒子を維持し続けています。

実存するが実感できない世界を
原理法則で表現し解説する

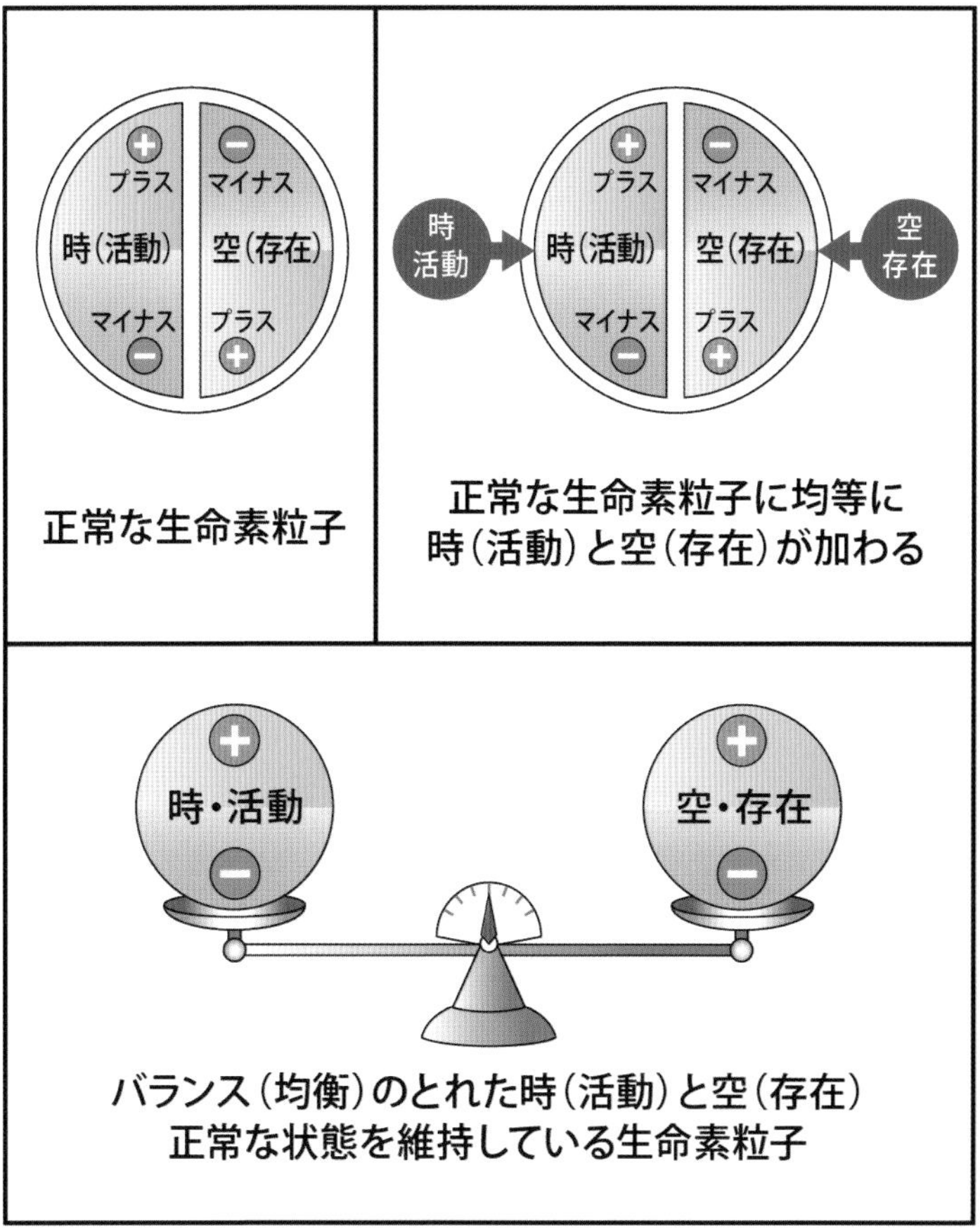
バランス（均衡）のとれた時（活動）と空（存在）
正常な状態を維持している生命素粒子

空（存在）が時（活動）を上回りバランスを崩した時

生命素粒子は、その成分である空（存在）と時（活動）で形成されます。

この時、空（存在）と時（活動）の成分の大きさに違いが生じた時、大きくバランスを崩した生命素粒子が生まれます。

空（存在）が大きく、その割合に時（活動）が小さい場合は、活動が弱く、存在だけが大きく目立つ生命素粒子が形成されます。

体内にこのようなバランスを崩した生命素粒子がたくさん発生してくると、その人の活動は弱く、やたらと目立つ人になります。

実存するが実感できない世界を原理法則で表現し解説する

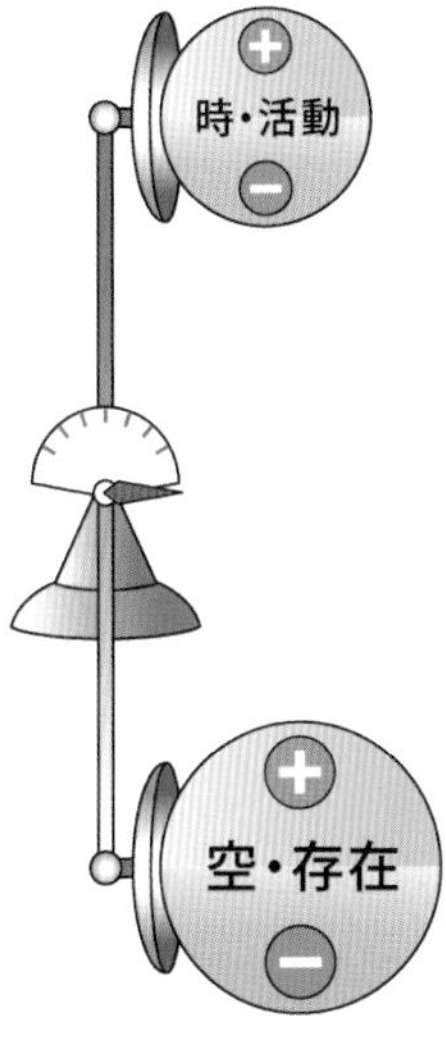

生命素粒子に大きい空（存在）と、小さい時（活動）が加わり、大きくバランス（均衡）が崩れ、不安定になった時の生命素粒子。空（存在）のみの表現が強く出るとき。

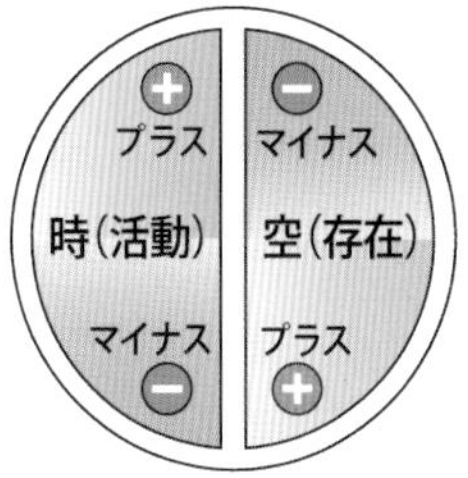

正常な生命素粒子

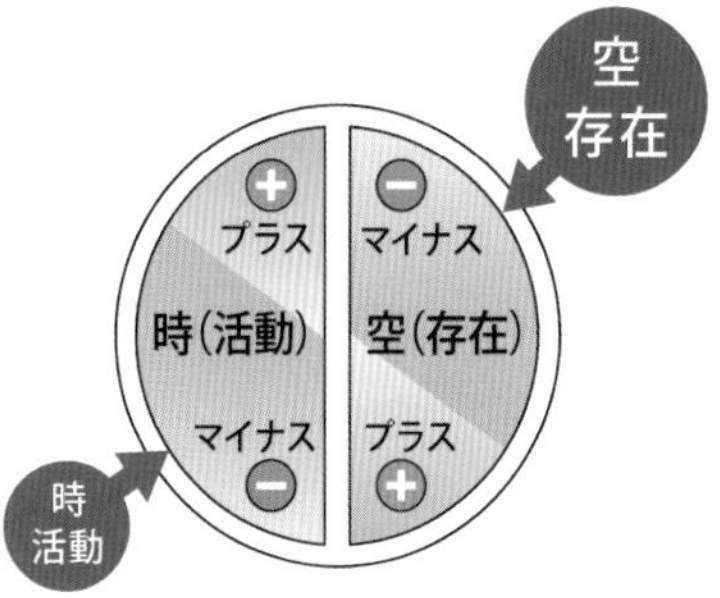

正常な生命素粒子に、大きい空（存在）と、小さい時（活動）が加わり、バランスが崩れ、不安定になる時の生命素粒子

時（活動）が空（存在）を上回りバランスを崩した時

生命素粒子は、その成分である空（存在）と時（活動）で形成されます。

この時、空（存在）と時（活動）の成分の大きさに違いが生じた時、大きくバランスを崩した生命素粒子が生まれます。

時（活動）が大きく、その割合に空（存在）が小さい場合は、活動が活発で非常に激しく動く割に存在は小さく、やけに活動だけが目立つ生命素粒子が形成されます。

体内にこのようなバランスを崩した生命素粒子がたくさん発生してくると、その人は激しく強い活動だけが目立ち、存在感がない人です。

実存するが実感できない世界を原理法則で表現し解説する

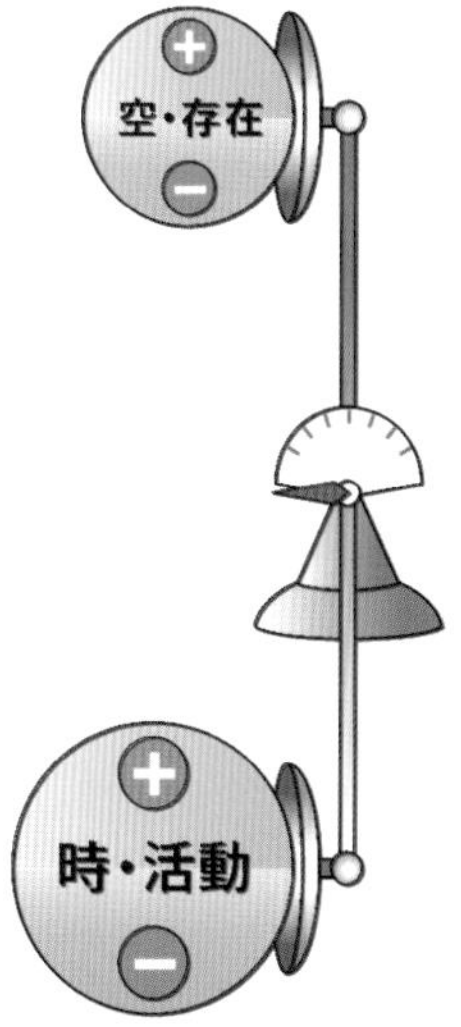

生命素粒子に大きい時（活動）と、小さい空（存在）が加わり、大きくバランス（均衡）が崩れ、不安定になった時の生命素粒子。時（活動）のみの表現が強く出るとき。

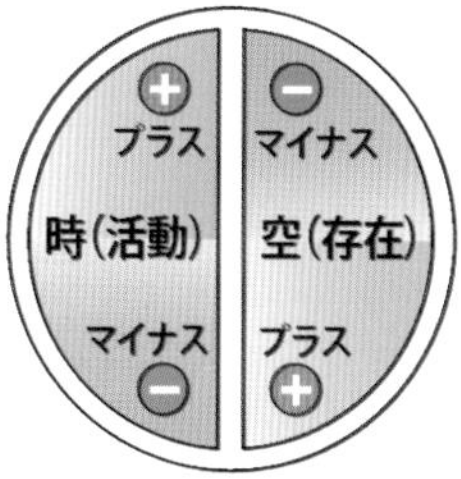

正常な生命素粒子

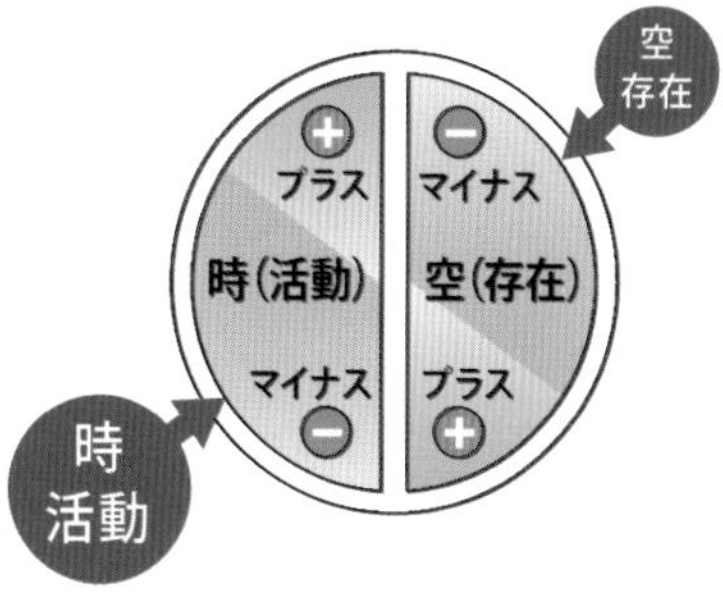

正常な生命素粒子に、大きい時（活動）と、小さい空（存在）が加わり、バランスが崩れ、不安定になる時の生命素粒子

第4章

生命素粒子と物体物質の動き
細胞の動き

物体物質の動きと生命素粒子の関わり

生命素粒子が生まれ、生命素粒子が消えてゆく。

生命素粒子が消えて、生命素粒子が生まれてくる。

このサイクルが、この世のすべてのものが動くメカニズムなのです。


物体物質が動く時、その物体物質に接触している生命素粒子は移動圧力を受け、すぐにマイナスのラスト生命素粒子に転化し、消えていきます。

ラスト生命素粒子が消えた場所に物体物質が移動し、その場所を占め、物体物質が移動した跡にファースト生命素粒子が発生します。

この一連の動きを、物体物質の移動と言います。

実存するが実感できない世界を原理法則で表現し解説する

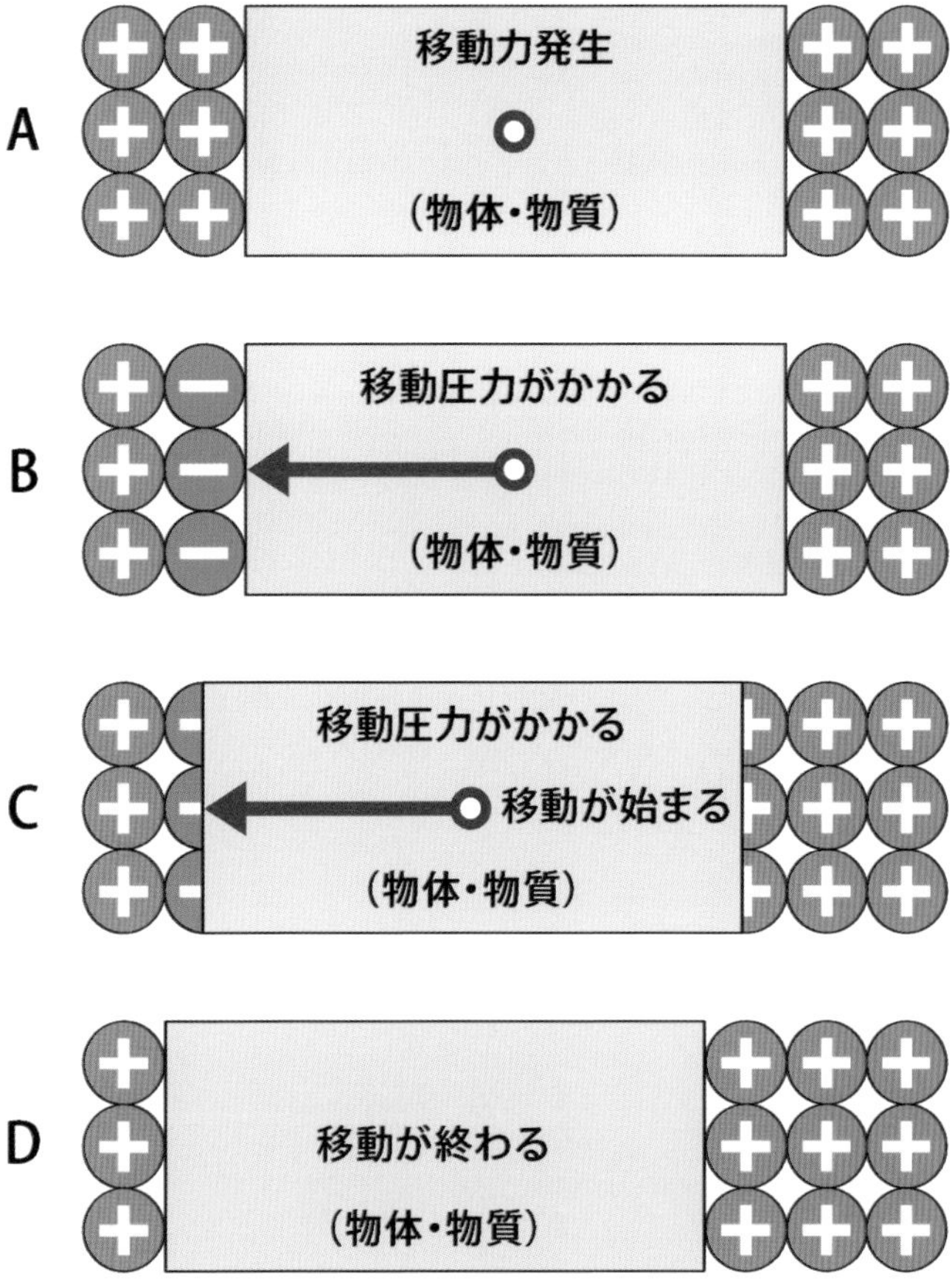

物体物質の移動という現象が起こらないと、血液やリンパ液、生体電気や空気、細胞などもまったく動くことができず、空気を吸うことも、食べることも、排泄することも、生きること自体ができなくなります。

物体物質の移動には、生命素粒子が必要不可欠なのです。

生命素粒子が少なくなると、細胞の動きは弱くなり、血液の流れも弱くなり、リンパ液の流れも弱くなり、生体電気の流れもさらに弱くなります。そうなると、たちまち体のあちらこちらに不具合が生じ、様々な病気を発症します。

また、体の動きが弱くなることで、ケガを多発します。

私達人にとっても、この世で生きているすべてのものにとっても、生命素粒子は絶対に必要不可欠な存在です。

不足すると、病気やケガを多発しますが、生命素粒子が満たされてくると、どんな病気やケガでも快復していきます。

現代に生きる多くの人は、現代医療やクスリ、サプリメント、他の様々な機械を使って痛み苦しみを軽減しようとしますが、その結果、体内にある生命素粒子をたくさん消費し、不足させ、さらに病気やケガを悪化させていきます。

体の病気の人も、心の病気の人も、ケガを負っている人も、同じく、生命素粒子が不足しています。

どんなに酷く苦しい状態の人であっても、生命素粒子を自ら補充すれば、病気は治り、ケガも治ります。

生命素粒子は、この世で生きているすべてのものにとって、まさに命の泉です。

細胞の一行程の動きと生命素粒子の関わり

人の細胞の動きは、原理法則・変で発生する行程性があって初めて生じます。

生存能力の高い人は、正常な細胞の動きを起こします。

左右一行程の動き、上下一行程の動きなど、この動きがどのような形になっても一行程は変わりません。

健康で正常な細胞の動きは、健全な意識を生み、健全な意識は、正常な思考を生みます。

正常な思考は、その時に応じた適切な行動を生みます。

適切な行動は、より良い状況を生みます。

より良い状況は、素晴しい能力を手に入れることができるのです。

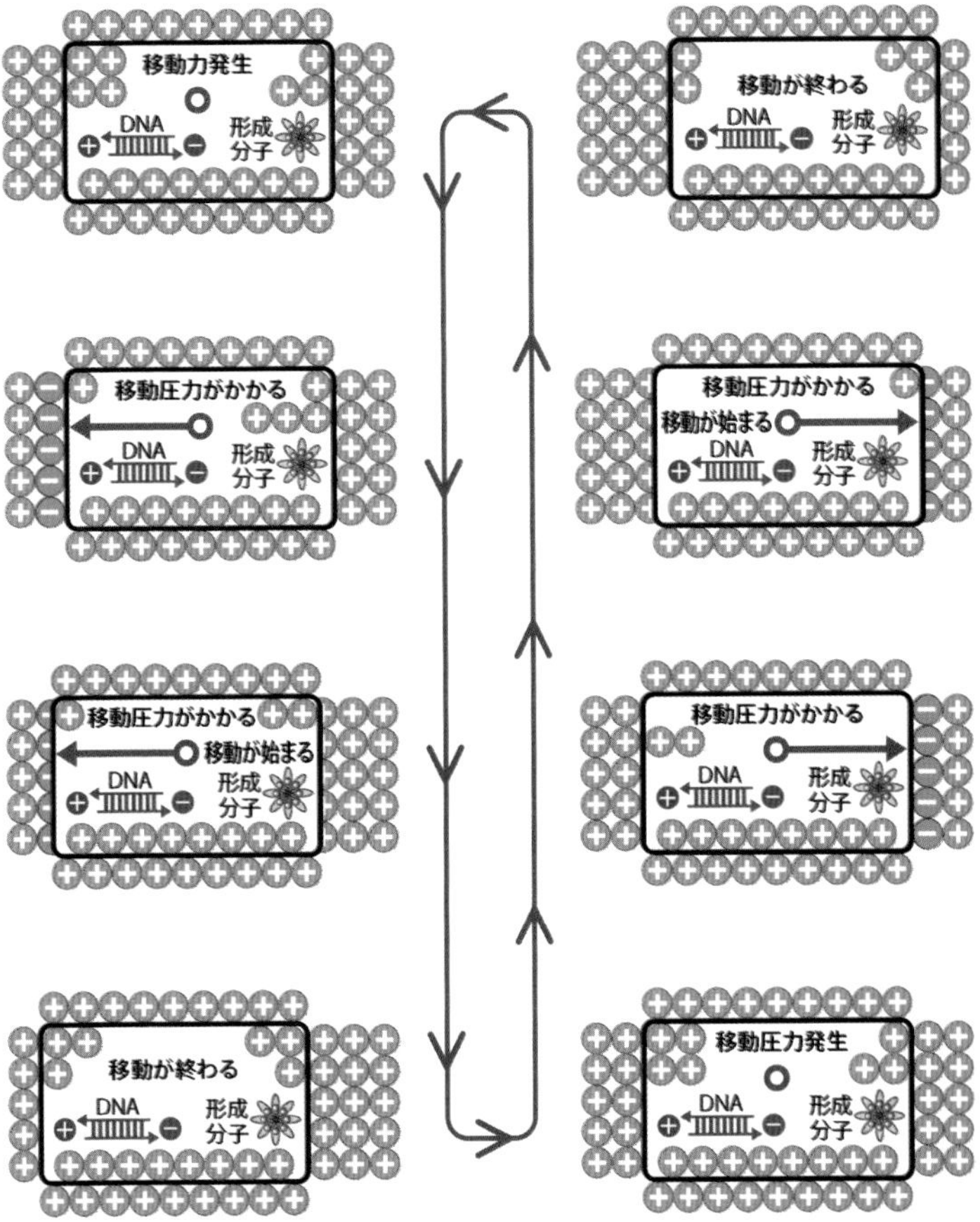

正常な細胞の動きのイメージイラスト

膨張細胞の一行程の動きと生命素粒子の関わり

人がこの世で生存するのに必要不可欠な生存能力が、何らかの理由で異状をきたし、細胞が必要以上に膨張すると、人体を形成している約37兆個ある細胞の一部が、異状変質を起こし始めます。

例えば、ガン・腫瘍・血管の破裂などの現象が起きます。

さらに細胞が大きくなるために、他の細胞を形成している生命素粒子をたくさん奪い取りますから、様々な病気を発症します。

このような細胞を放置せず、正常細胞に戻すことが肝心です。

生命素粒子の大きさは、すべて均等です。質量（時の成分と空の成分）の違いは生じますが、容量（大きさ）は、すべて同じです。

左のイラストは、過剰に生命素粒子が発生していることを示しています。

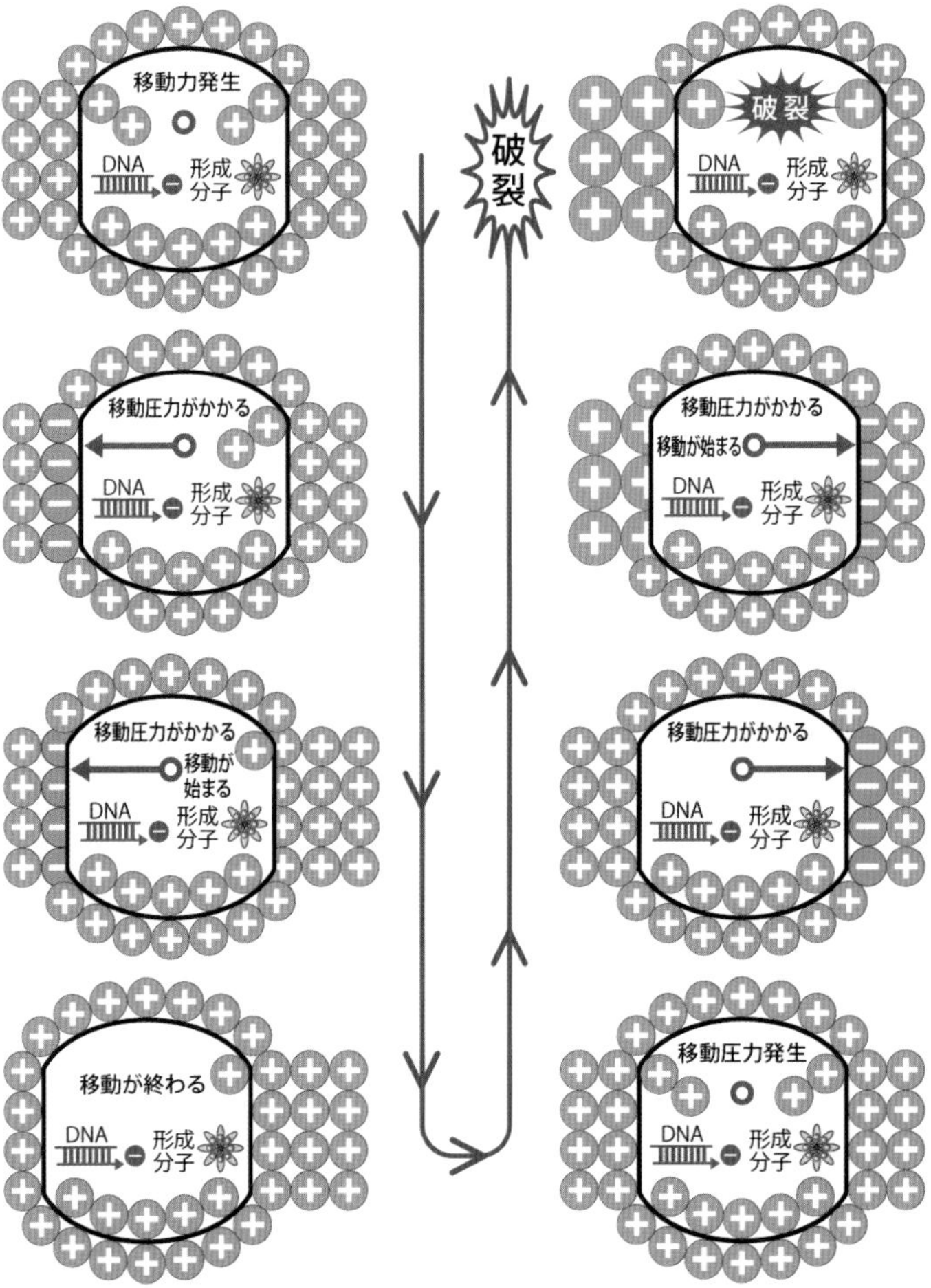

細胞が異状膨張し、破壊・破裂するイメージイラスト

凝縮細胞の一行程の動きと生命素粒子の関わり

人がこの世で生存するのに必要不可欠な生存能力が、何らかの理由で異状をきたし、細胞が必要以上に凝縮すると、人体を形成している約37兆個ある細胞の一部が、異状変質を起こし始めます。

例えば、心筋梗塞・喘息・めまい・体の麻痺などの現象が起きます。

細胞が収縮すると、周りの細胞も連動し収縮し始めます。

生命素粒子も徐々に不足してきますので、体のあらゆる機能が低下していきます。

これに伴い、身体能力も徐々に壊れていきますので、このような細胞を放置せず、正常細胞に戻すことが肝心です。

左のイラストは、生命素粒子の発生が弱く少ない状態を示しています。

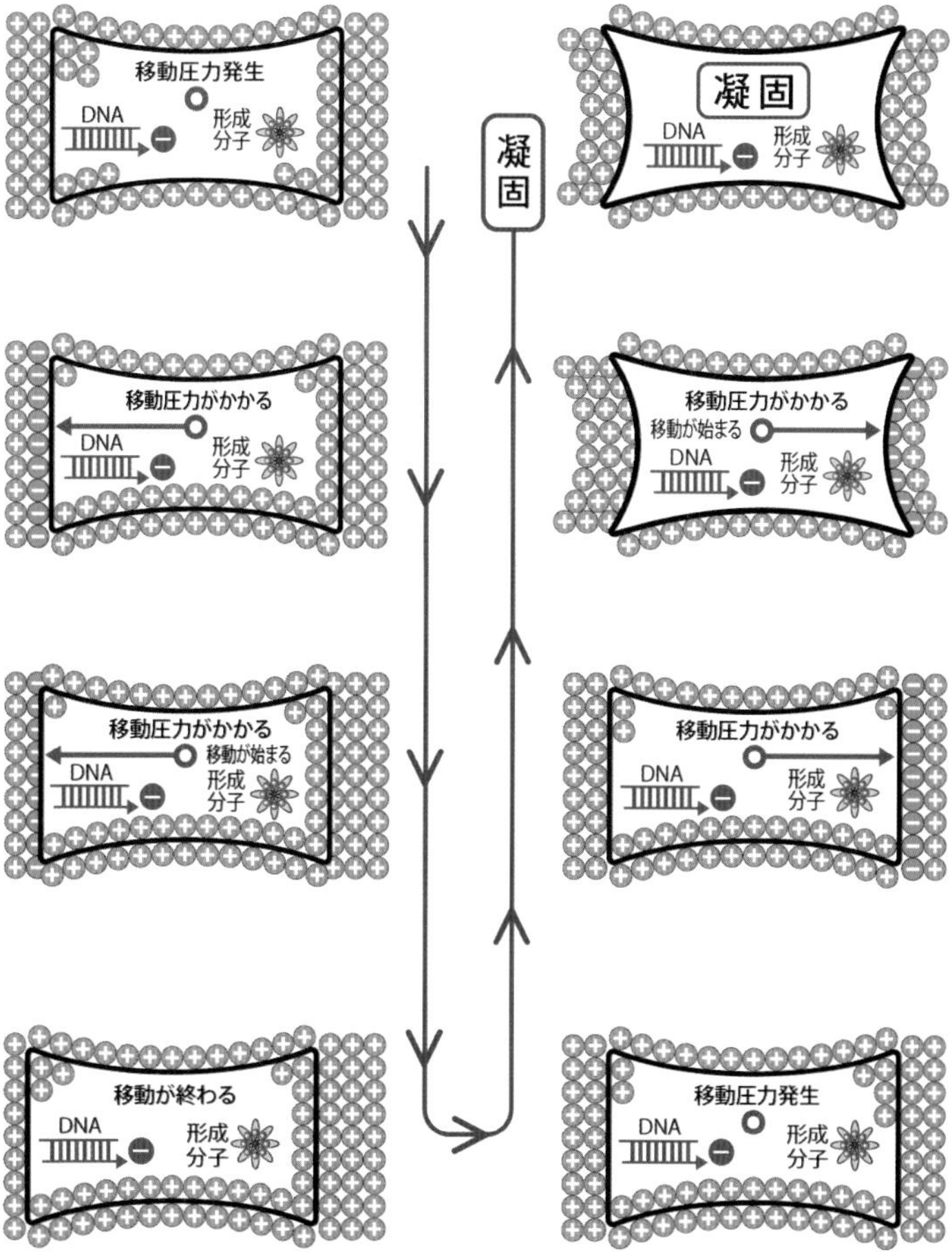

細胞が異状収縮し、凝固・破壊するイメージイラスト

異状細胞を正常細胞に戻す生命素粒子の働きと作用

異状細胞を正常細胞に戻すには、異状細胞を形成しているバランスの崩れた生命素粒子を、バランスのとれた生命素粒子を用いて複合させることで起きる流動現象を発生させ、細胞の外に放出する以外、方法はありません。

放出した後は、バランスのとれた生命素粒子を発生させせます。

この一連の働きと作用が起こることで、異状細胞が正常な健康細胞に生まれ変わるのです。

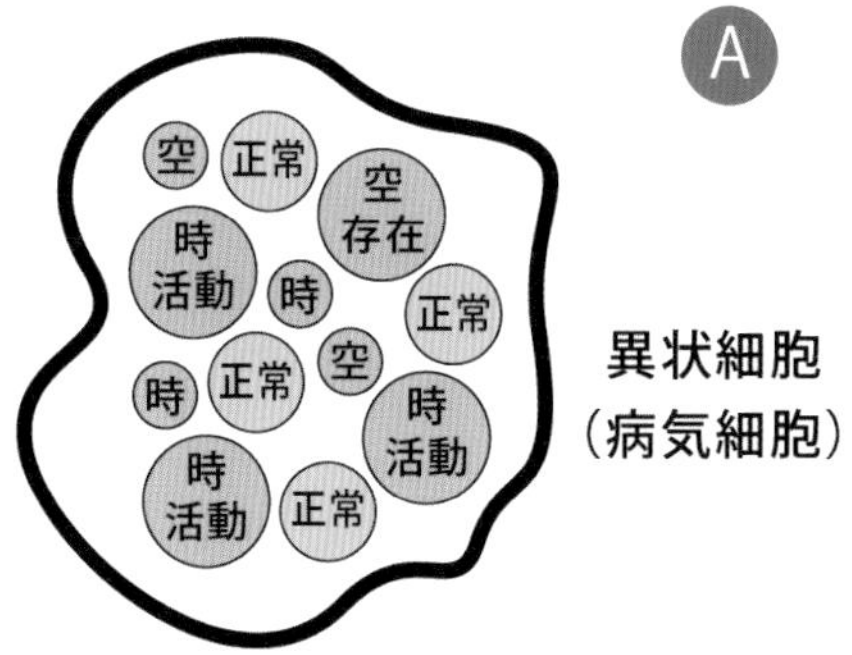

生命素粒子の形成情報成分である空（存在）と時（活動）のバランスが大きく崩れた異状な生命素粒子によって形成された異状細胞（病気細胞）。

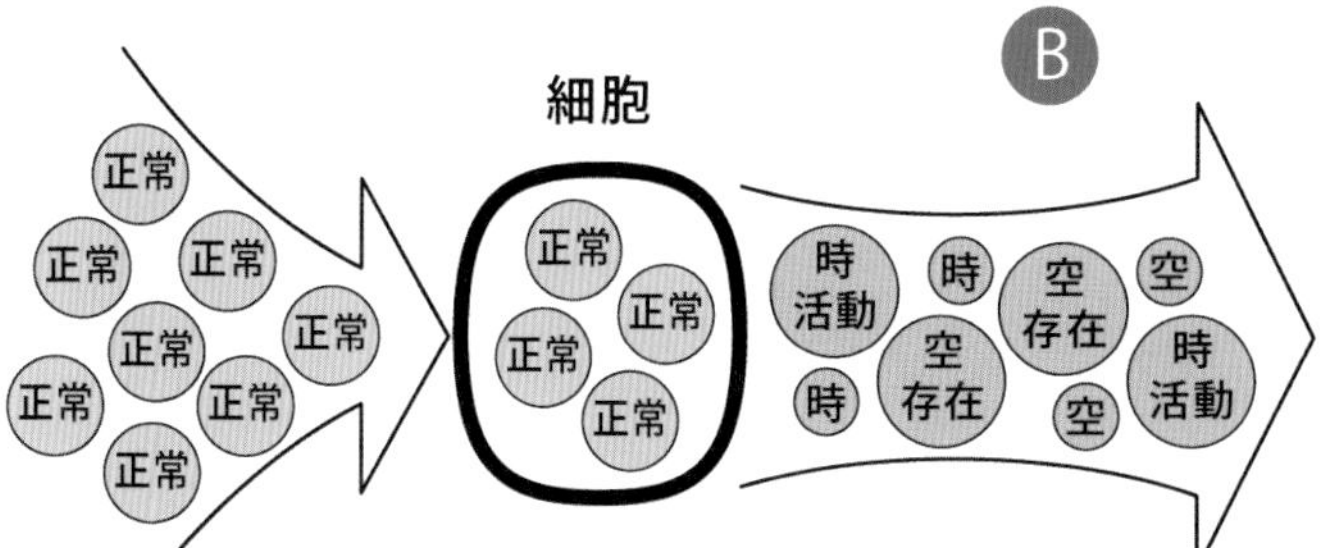

生命素粒子自己療法を行い、異状な生命素粒子を体の外に放出し、正常な生命素粒子を細胞内に発生させ正常な細胞に戻す時の現象。

おわりに

人が患う病気で、治らない病気・治せない病気はありません。

緊急を要する時は、医師・病院・西洋薬・漢方薬に頼ってください。緊急処置が終わった後、落ち着いたら、西洋薬も漢方薬も、サプリメントも控えて、止めるように努力してください。

人の体を治す西洋薬も漢方薬も、最新医療もありません。ましてや、気功やヨガ・手かざし・電気治療・放射線治療や、培養した細胞を体内に入れたり、遺伝子組み替えを行ったりすると、後々大変なことになり、自身を苦しめることになります。

冷静に、自分自身の体を見直してください。
自分の体は、自分自身が一番よくわかります。
自分の病気を快復させ、完治させることができるのは、自分自身の生存能力以外にはありません。

では、生存能力はどうしたら高めることができるのか？

生存能力とは、生命の素粒子が五臓（肝臓・心臓・脾臓・膵臓・腎臓）と脳と脳幹に働き作用し、五臓と脳と脳幹の連携した働きと作用で生まれる力のことです。

本書で解説している、生命素粒子自己療法を行ってみてください。
最初から、少しずつ快復への効果が現われることがわかります。

体が快復に向かい、完治する過程において、体がねじれたり、下痢や便秘をしたり、背中や肩・腰・足が痛くなったり、腕や手が痛くなったり、体の一部がかゆくなったりしますが、病気を患い進行している時に出る症状とは違い、かなり優しくやわらかい現象です。

快復が進むにつれ、消えていきます。

日々まじめに、生命素粒子自己療法を正確に行うことが、自分自身の病気快復と病気完治の秘決です。

体と心の健康快復方法を本書で紹介してきましたが、現代社会では、日常生活の中に、体と心を大きく壊し、病気を発病させる様々なものがあふれています。

西洋薬・漢方薬・サプリメント・パソコン・スマホ・ゲーム・テレビ、食品添加物・農薬・アロマオイルなど、教え上げればきりがありません。

しかし、これらの物事を日常生活から完全に切り離し、逃げ出すことは不可能です。

この、日常生活とは切っても切れない、しかし体と心にとって悪影響を及ぼす物事と共存し生きていくためには、自身の生存能力を常に高めて、維持し続けることが必要不可欠です。

日常生活で受けた悪影響によって壊れ、疲れた体と心を快復させる唯一の方法が、生存能力を高め発揮させる生命素粒子自己療法なのです。

原因不明の体調不良や病気で苦しむ人が多い中で、あなたは本書で知り得た知識と技術を用いて生存能力を高め、体調不良や病気を快復させ、病気とは無縁の存在で、仕事でも、家庭でも、壮快に過ごすことができるのです。

また、仕事でも、私生活でも、高い成果をあげることができます。

副業として、知り得た生命素粒子自己療法の知識と技術を人に教えたり、用いたりすることで、社会貢献をしながら収入を得ることもできます。

最後に、本書『生命素粒子はいのちの泉』の制作販売に尽力していただいている、たま出版の社長様、専務様、スタッフの皆様、イラスト制作の先生、原稿制作を手伝ってくださった友人、本書の執筆に協力してくださった先生に、心から感謝いたします。

本書を社会の多くの人達に手に取っていただき、生命素粒子自己療法を正確に行っていただき、健康な体と健全な意識を一日も早く手に入れていただき、活力に満ちた穏やかな生活を日々送っていただけることを願います。

< 著者紹介 >
徳良　悦子（とくら　えつこ）

長年の年月をかけ、原理法則と自然倫理を解明したことにより、人体の構成と仕組みの原点が生命素粒子であることを突き止めたことで、すべての病気の発症原因は生命素粒子の不足か停止であることを、体や心の病気の人たちの臨床観察と臨床体感に基づき解明。その事実をもとに、生命素粒子の整合性のあるメカニズムを、体の病気や心の病気を早期快復に導く知識と技術をまとめ、誰もが自分自身で、一人で手軽にできる生命素粒子自己療法を開発。この生命素粒子自己療法を社会に広めることで、社会福祉に貢献する活動を続けている。

生命素粒子はいのちの泉

2021年8月12日　初版第1版発行

著　者　徳良 悦子
発行者　韮澤 潤一郎
発行所　株式会社 たま出版
〒160-0004 東京都新宿区四谷 4-28-20
☎ 03-5369-3051（代表）
http://tamabook.com
振替　00130-5-94804

印刷所　株式会社エーヴィスシステムズ

ISBN978-4-8127-0452-3　C0011